MANUAL DEL CORONAVIRUS
DE ONE GOOD TURN

AYUDÁNDOLE A MANEJAR LA PANDEMIA DEL COVID-19

Escrito por

Ann Messer, MD
Theresa R. Spalding, MD
Annie Albrecht
Irene Cao
Lilian Estrada
Julie Roth
Addison Scales
Ivy Yang
Mia Albrecht
Ilustraciones de Helen Hulsey
Traducido por Delfina Bur, Sofia Mitre y Celina Ortega

One Good Turn es una organización 501 (c) (3) con estatus exenta de impuestos federales. Nuestra misión es proporcionar educación médica práctica y atención médica culturalmente sensible a comunidades desatendidas alrededor del mundo .

Puede encontrar más información: www.onegoodturn.org
Contáctenos: info@onegoodturn.org

TABLA DE CONTENIDO

¿Le gustó el Manual? ¡Ayúdenos a correr la voz!

Publiqué una reseña en Amazon**.**

Haga una donación **a One Good Turn.**

Comente con sus amigos como puede obtener
una copia gratis del Manual en PDF.

Inscríbase para recibir nuestro
boletín sobre el Coronavirus**.**

Contáctenos para pedir libros impresos en
info@onegoodturn.org**.**

One Good Turn es una institución sin fines de lucro que funciona gracias a sus voluntarios. Necesitamos su ayuda para poder continuar compartiendo esta información práctica y precisa.
¡Únase a nuestro equipo!

ONE GOOD TURN

WWW.ONEGOODTURN.ORG

WWWW.FACEBOOK.COM/1GOODTURN

WWW.INSTAGRAM.COM/ONE.GOOD.TURN

INFO@ONEGOODTURN.ORG

INTRODUCCIÓN

Bienvenido al MANUAL DEL CORONAVIRUS de *One Good Turn*. Estamos muy contentos de poder compartir una gran cantidad de estrategias para ayudarlo a lidiar con el COVID-19. *One Good Turn* es una organización internacional de atención médica ubicada en Austin, Texas.

Nuestro equipo brinda educación médica básica a comunidades desatendidas de todo el mundo. Trabajamos con enfermeras, trabajadores de salud escolar, líderes de aldeas y médicos. Ofrecemos planes médicos prácticos y efectivos utilizando los recursos disponibles en lugares donde incluso la electricidad es un lujo. Cuando el COVID-19 recién emergió, lo primero que nos preocupó en *One Good Turn* fueron nuestros socios globales. Las comunidades con las que trabajamos, son comunidades en riesgo y abandonadas, donde no hay hospitales ni ventiladores, y hay muy pocos médicos. Entonces, comenzamos a compartir métodos simples y prácticos para ayudar a prevenir y tratar al COVID-19 sin medicamentos ni máquinas sofisticadas.

Pronto, estábamos respondiendo preguntas urgentes de amigos y asociados aquí en Estados Unidos: ¿Qué es esto del Corona? ¿En quién podemos confiar para que nos dé consejos precisos? ¿Qué podemos hacer para protegernos y tratarnos nosotros mismos? Como ustedes, veíamos con asombro y sobresalto cómo el virus se extendía por todo el mundo. Esta pandemia es confusa, a menudo aterradora y perturbadora. Cada uno de nosotros nos vemos afectados de diferentes maneras. COVID-19 es una crisis de salud global que no tiene fronteras.

Respondiendo a esta necesidad, *One Good Turn* ha agregado "local" a nuestra red de salud global. Revisamos investigaciones médicas de alto nivel; escribimos directrices para responder al COVID-19 en empresas, refugios y familias aquí en los EE. UU.;

compartimos nuevos desarrollos y consejos prácticos a través de la prensa, las redes sociales y nuestro sitio web.

Las preguntas precisas y las respuestas entusiastas que hemos recibido son inspiradoras. Claramente se trasluce que la gente quiere información práctica sobre cómo lidiar con el COVID-19. Y así, al igual que hacemos con todos nuestros proyectos, escribimos un manual para nuestros nuevos socios comunitarios: USTEDES, nuestros amigos y familiares aquí en casa.

Dentro de este MANUAL DEL CORONAVIRUS DE *ONE GOOD TURN*, encontrará planes de acción prácticos diseñados para la gran mayoría de las personas que enfrentarán al COVID-19 sin tener que ir a un médico, hospital, o necesitar un respirador. Algún día, habrá una vacuna y otros tratamientos médicos efectivos. En este momento, debemos confiar en nuestro ingenio, los recursos que ya tenemos, y nuestra preocupación mutua para prevalecer sobre esta pandemia.

CÓMO USAR ESTE MANUAL

Hemos organizado esta guía en capítulos basados en las situaciones que encontrará al lidiar con la pandemia en su vida diaria. Consulte el índice y busque el capítulo que necesite. ¡Por supuesto, esperamos que lo lea todo! La información tiene referencias cruzadas para que siempre pueda encontrar el ejercicio de respiración adecuado o la solución desinfectante, sin importar dónde se encuentre en el libro. ¿Realmente enfermo? ¿Tiene que ir a trabajar? ¿Necesita realizar un seguimiento de sus síntomas? Encontrará lo que necesite en nuestro manual.

Debido a que la información está cambiando rápidamente, **los enlaces de referencia en este manual están activos. Revíselos con regularidad.** El conocimiento y la comprensión a nivel mundial sobre este nuevo virus está cambiando con frecuencia. Manténgase actualizado verificando fuentes confiables tales como el Centro para el Control y la Prevención de Enfermedades CDC, la Organización Mundial de la Salud OMS, el departamento de salud pública de su estado y *One Good Turn*. Este manual se publicó en noviembre de 2020.

Compare esta fecha con cualquier información nueva que encuentre.

Mantenga la calma, manténgase conectado. Estamos todos juntos en esto. ¡*One Good Turn* es parte de su equipo! Contáctenos si tiene preguntas o comentarios. *One Good Turn* cree en el poder de la comunidad y el intercambio de información. Valoramos sus opiniones y agradecemos sus comentarios.

DESCARGO DE RESPONSABILIDAD: La información presentada en este manual es solo para fines informativos y no pretende sustituir el consejo médico profesional. Busque siempre el consejo de su médico u otro proveedor de atención médica calificado.

Capítulo 1

¿QUÉ ES EL COVID-19?
CONTENIDO DEL CAPÍTULO 1

1. ¿Qué es el Covid-19?
2. Replicación del virus
3. La respuesta del cuerpo humano al virus
4. Propagación y transmisión del virus
5. Periodo contagioso, aislamiento y cuarentena
6. Virus en superficies
7. Virus en el aire

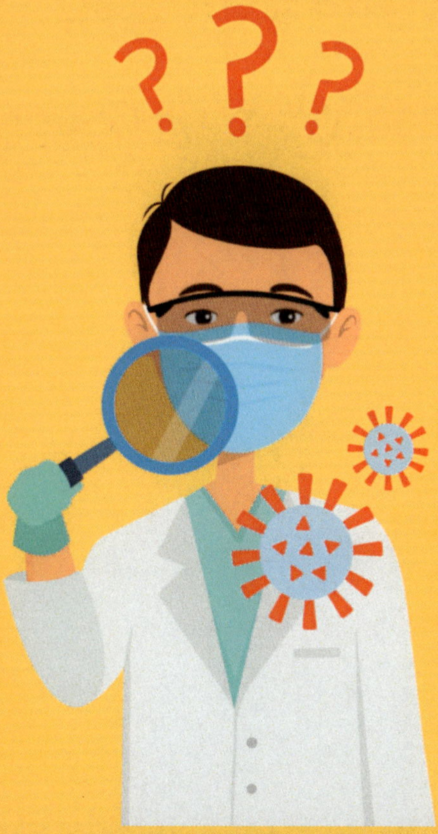

¿Qué es el COVID-19?

EL VIRUS COVID-19

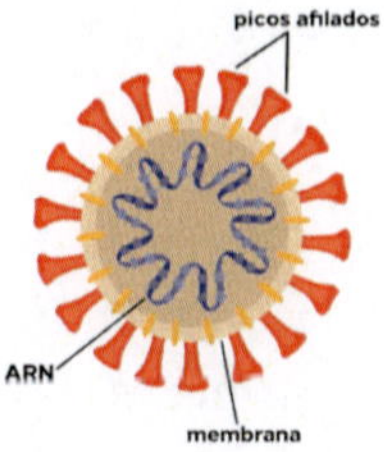

Entender cómo el COVID-19 crece, se propaga e infecta a las personas puede facilitar su protección. Primero, echemos un vistazo al virus COVID-19 en sí. Luego, revisaremos cómo crece el virus dentro del cuerpo (replicación) y los aspectos básicos de la enfermedad que causa. Por último, vamos a discutir cómo el COVID-19 se propaga (transmisión).

El COVID-19 es una nueva forma de coronavirus. Pertenece a la familia de gérmenes que causa infecciones como el resfriado común, la influenza y algunos tipos de neumonía. ¡Todos hemos tenido uno o dos coronavirus! Al igual que los virus del resfrío y la influenza, el COVID-19 seguirá cambiando (mutando); sin embargo los conceptos básicos de cómo el virus se propaga e infecta a las personas permanecerán igual. Debido a que el COVID-19 es una nueva forma del virus, los humanos no hemos desarrollado ninguna inmunidad contra él; nuestras células que luchan contra las infecciones aún no saben cómo responder.

Un virus no es una célula viva. Es una pequeñísima e increíble pieza de maquinaria biológica con la única misión de hacer copias de sí misma. El virus COVID-19 tiene **3 partes básicas**: **picos afilados** (spike), que se adhieren a las células vivas; **ARN (RNA)**, que actúa como un código de computadora que intenta piratear y apoderarse de las células con las que entra en contacto; y una **membrana** delgada, que mantiene todo unido a medida que el virus se mueve de una célula a otra.

El COVID-19 es peligroso porque hay muchos receptores en las células humanas (receptores ACE-2) donde el virus puede adherirse y comenzar un ataque. Estos receptores del COVID-19 se encuentran en las células de la nariz, garganta, ojos, pulmones, intestinos, vasos sanguíneos y muchas otras partes del cuerpo.

Esto tiene sentido cuando pensamos en los síntomas que experimentan comúnmente las personas infectadas con el COVID-19; ¡ocurren en todos los lugares donde las personas tienen receptores! Estas células receptoras también son los sitios desde los cuales el virus se propaga desde el cuerpo de una persona enferma a otras personas.

Replicación del virus

El proceso de replicación viral pasa por cuatro etapas (puedes verlas en el dibujo a continuación):

1. **Entrada a la célula humana:** Los picos en la superficie del virus COVID-19 se adhieren a una célula humana, lo que hace que la membrana viral se abra y una cinta del código ARN ingrese a la célula.
2. **Adquisición de la célula humana:** La cinta de ARN toma el mando de la maquinaria de la célula para producir nuevas copias del ARN del virus.
3. **Multiplicación del virus:** Estas copias se multiplican en mil partículas del virus.[1]
4. **Destrucción de la célula humana:** Hinchada con partículas del virus, la célula humana finalmente se abre, liberando estas nuevas partículas virales al sistema donde atacan a otras células dentro del cuerpo y continúan multiplicándose.

[1] Bar-on et al., *SARS-CoV-2 (COVID-19) by the numbers*, 2020

CÓMO SE REPLICA COVID-19 DENTRO DEL CUERPO

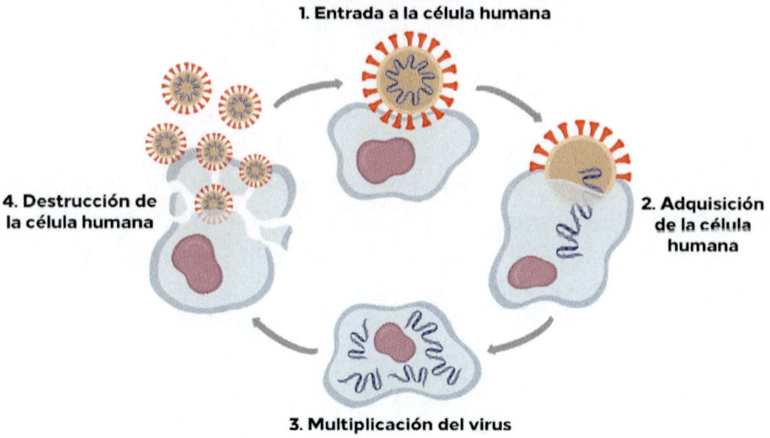

La respuesta del cuerpo humano al virus

Se crean tantos desechos celulares en este proceso de replicación (cientos de miles de células rotas y millones de partículas virales) que la respuesta inmune del cuerpo humano se activa y crea una avalancha de fluidos y células combatientes. Esta avalancha se precipita hacia los sitios donde está el virus agresor. Los desechos y la inflamación causan los síntomas básicos del COVID-19: fiebre, dolor de garganta, pérdida del gusto y olfato, tos, diarrea y fatiga.

Dos respuestas al COVID-19 pueden causar complicaciones peligrosas e incluso la muerte.

Neumonía

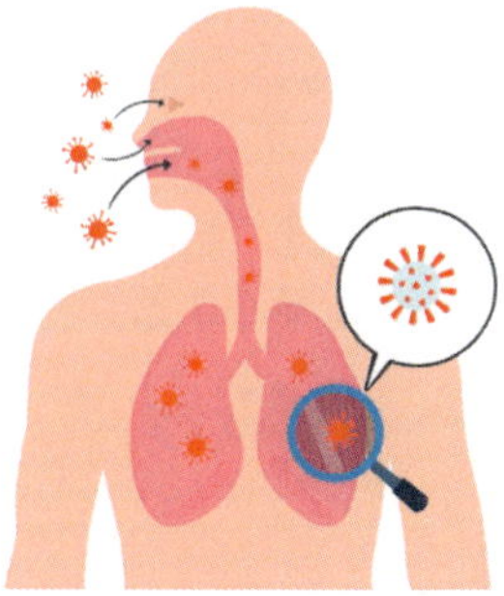

El COVID-19 ama los pulmones. Los pulmones están llenos de sitios receptores para el virus, de áreas cálidas y oscuras llenas de aire en su base. Es por esto que son un excelente lugar para el crecimiento viral (replicación). Si el virus ataca los pulmones, puede causar acumulación de fluidos, inflamación e infección grave. Este ataque puede ocurrir muy repentinamente y la infección puede bloquear el intercambio de oxígeno dentro de los pulmones. Las personas que no pueden obtener suficiente oxígeno son trasladadas de urgencia al hospital. Necesitaran oxígeno suplementario, líquidos por vía intravenosa, y, a veces, incluso intubación (el oxígeno llega a los pulmones a través de un tubo grande con suficiente presión para empujar todo el líquido y la infección). A esto se le llama Síndrome de Dificultad Respiratoria Aguda (ARDS por sus siglas en inglés).

Tormenta de Citocinas

El sistema inmunológico humano, que no está seguro de qué hacer para detener este nuevo virus, envía una enorme ola de células combatientes y sustancias químicas de descomposición a los sitios de infección. Esto crea una inflamación excesiva en todo el cuerpo, en órganos importantes como los riñones, los intestinos, el cerebro y los vasos sanguíneos. El cuerpo no puede hacer frente. Los pacientes desarrollan fatiga, confusión, dolor muscular, fiebre alta e insuficiencia orgánica [MODS (por sus siglas en inglés) Síndrome de Disfunción Orgánica Múltiple].

Afortunadamente, la gran mayoría de las personas infectadas con el COVID-19 no morirán.

La mayoría de las personas podrán quedarse en casa para recuperarse. Algunas personas tendrán pocos síntomas o incluso ninguno. La recuperación ocurre en unas pocas semanas, al contrario de una enfermedad grave que toma meses para resolverse. Sin embargo, **una persona con una infección leve puede transmitir el COVID-19 a alguien que terminará en un ventilador**. ¿Por qué es esto? Aquí están las principales teorías:

- Las personas con factores de riesgo (edad avanzada, enfermedad, etc.) no pueden combatir al virus con tanta facilidad.[2] [3]
- Las personas con sistemas inmunológicos hiperactivos (alergias, asma, etc.) responden de manera extrema porque sus sistemas inmunológicos ya están acelerados.[4]
- Las personas cuyos cuerpos producen una **carga viral** más alta (el número total de partículas virales que se replican en el cuerpo) tienen más virus para combatir. Una investigación publicada recientemente muestra una **carga viral** más alta en los fluidos pulmonares de los pacientes con neumonía en comparación con aquellos sin neumonía.[5]
- Las personas que reciben una **dosis infecciosa** más alta (una mayor carga inicial de partículas del virus) tienen más virus para combatir. Por ejemplo, una persona que recibe más partículas del virus de una persona muy contagiosa o de varias personas contagiadas al mismo tiempo (como en un hogar de ancianos, un hospital o un entorno laboral cerrado) puede tener una dosis infecciosa inicial más alta.[6] [7]

Propagación y transmisión del virus

Entonces, ¿cómo se propaga el COVID-19? Hagamos una prueba: exhale por la boca hacia un espejo o una superficie de vidrio. ¿Ve ese vapor en el cristal? Si tuviera el COVID-19, ¡ese vapor está lleno de partículas virales contagiosas!

---

[2] CDC, *Older Adults*, June 25, 2020

[3] Abbas, *The Mutual Effects of COVID-19 and Obesity*, May 6, 2020

[4] Zhu et al., *Association of asthma and its genetic predisposition with the risk of severe COVID-19*, n.d.

[5] The Lancet, *Viral dynamics in mild and severe cases of COVID-19*, Mar 19, 2020

[6] Heneghan et al., *SARS-CoV-2 viral load and the severity of COVID-19*, Mar 26, 2020

[7] Yu et al., *Quantitative Detection and Viral Load Analysis of SARS-CoV-2 in Infected Patients*, July 28, 2020

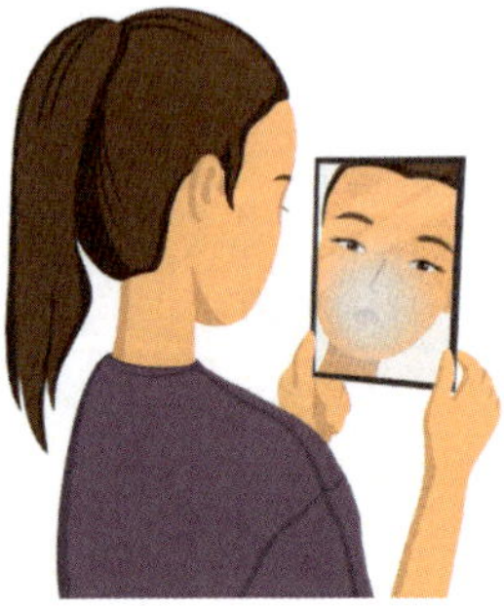

El COVID-19 se transmite de persona a persona cuando el virus sale de la nariz, la boca y/o los pulmones de una persona infectada. En el aire, la humedad y las partículas de virus se denominan "gotitas" (las cuales pueden ser más grandes y pegajosas cuando alguien tose o estornuda). Una vez que aterrizan en una superficie (como los dedos, el teléfono o una mesa), se denominan fómites.[8]

El virus que causa el COVID-19 se transmite muy fácilmente de persona a persona.[9] Esta propagación de la infección se denomina "proceso de transmisión viral." Ocurre cuando una persona infectada transmite el virus a otra persona, directamente (cuando una persona no infectada inhala gotitas en el aire) o indirectamente (cuando una persona no infectada toca los fómites en las superficies y luego se toca la cara, nariz, o boca e inhala la gotita infectada).

Solo se necesitan unas pocas partículas virales. Se estima tan pocas como 10 o hasta 1,000 para infectar a alguien. ¡Esto es importante porque una persona puede expulsar alrededor de 30,000 gotitas cuando estornuda!

Período contagioso, aislamiento y cuarentena

El período contagioso es el período de tiempo en que una persona infectada puede transmitir partículas del virus a otras personas. En el caso del COVID-19, dado que el virus se multiplica rápidamente dentro del cuerpo, se cree que un período "presintomático" comienza de 2 a 3 días antes de que la persona infectada presente síntomas.

[8] Holdeman, *COVID-19: Transmission Scenarios Explained*, May 11, 2020

[9] WHO, *Transmission of SARS-CoV-2: implications for infection prevention precautions*, July 9, 2020

Es debido a este período contagioso libre de síntomas que el uso de mascarillas, el lavado de manos y el distanciamiento social son tan importantes. ¡Este período libre de síntomas es también otra razón por la que esta enfermedad se propaga tan rápidamente!

Los científicos creen que el período contagioso dura aproximadamente 10 días después de que comienzan los síntomas e incluso más si la tos y la fiebre continúan. Esta es la base de la recomendación del CDC de que una persona infectada permanezca **aislada** durante **10 días** después de que hayan comenzado los síntomas o después de una prueba viral del COVID-19 positiva (consulte el Capítulo 3: ¡Pruebas de detección!) incluso si la persona no muestra síntomas.[10]

El período de **cuarentena** es el período de tiempo que una persona que posiblemente ha estado expuesta a una persona infectada debe mantenerse alejada de los demás.[11] En el caso del COVID-19, el tiempo de cuarentena es de **14 días**. La cuarentena es más larga que el aislamiento porque incluye los 2 a 3 días de propagación presintomática, así como los 10 días de enfermedad (independientemente de los síntomas). Las personas en cuarentena deben quedarse en casa, separarse de los demás, controlar su salud y seguir las instrucciones de su departamento de salud local o estatal.

Virus en superficies

Las gotitas y los fómites son contagiosos hasta que las frágiles membranas virales se rompan con el jabón, el desinfectante de manos, el calor, la luz solar o el tiempo. Es posible que una persona contraiga el COVID-19 al **tocar una superficie u objeto que tenga el virus** y luego se toque la boca, la nariz o posiblemente los ojos. No se cree que esta sea la forma principal de propagación del virus, pero todavía seguimos aprendiendo sobre esto. Es por eso que la CDC recomienda limpiar y desinfectar rutinariamente las

[10] CDC, *Duration of Isolation and Precautions for Adults*, July 22, 2020
[11] CDC, *When to Quarantine*, August 3, 2020

superficies que se tocan con frecuencia.[12] Ver Capítulo 2: ¡Ay! para mayor información.

Eso es mucha ciencia, pero esta información básica sienta las bases para desarrollar un gran plan de respuesta para enfrentar al COVID-19. Mascarillas, soluciones de limpieza, ejercicios, distanciamiento social y todos los detalles que necesita están en los siguientes capítulos, organizados por situaciones comunes. Vamos a explorar cómo mantenernos a salvo en nuestro desafiante nuevo ambiente.

Virus en el Aire

La transmisión por gotitas es la infección que se propaga cuando alguien ha sido expuesto a gotitas respiratorias conteniendo el virus (gotas grandes y pequeñas y partículas minúsculas) que fueron exhaladas por una persona infectada. Esto sucede cuando alguien está cerca de una persona infectada, generalmente dentro de 6 pies (2 metros). Las gotitas son inhaladas, o si caen en las manos o cara de alguien, las gotitas pueden ser frotadas dentro de la nariz, boca u ojos. Se piensa que esta transmisión de contacto cercano es la forma más común como el COVID-19 se propaga.

La transmisión por aire es la infección que se propaga cuando alguien ha sido expuesto a gotitas o a partículas respiratorias conteniendo el virus que son mucho más pequeñas. Las partículas pequeñísimas, demasiado pequeñas para ser vistas, pueden permanecer en el aire cubriendo grandes distancias [normalmente más de 6 pies (2 metros)] y por más tiempo (típicamente horas). Es menos común, pero la transmisión por aire ha ocurrido en espacios cerrados o en lugares con ventilación inadecuada. En estos lugares las partículas virales quedan en el aire aún después que la persona infectada salió del lugar.[13] Esto también puede pasar cuando existe mucha "expiración por esfuerzo," cuando se grita, canta o se hace

---

12 CDC, *How it Spreads*, June 16, 2020

13 CDC, *How COVID-19 Spreads*, November 10, 2020

ejercicio; la concentración de partículas del virus aumenta a través del lugar de la reunión.[14]

[14] CDC, *Scientific Brief: SARS-CoV-2 and Potential Airborne Transmission,* November 10, 2020

Capítulo 2

CAPÍTULO 2: ¡AY! COVID-19 ESTÁ EN TODAS PARTES

CONTENIDO DEL CAPÍTULO 2

1. Todo Sobre el Equipo de Protección Personal
2. Lavarse las manos
3. Desinfectante de manos
4. Su entorno
5. Limpieza
6. Contacto con otros: Distanciamiento Social
7. Individuos con mayor riesgo
8. Otras formas de protegerse
9. Salud mental

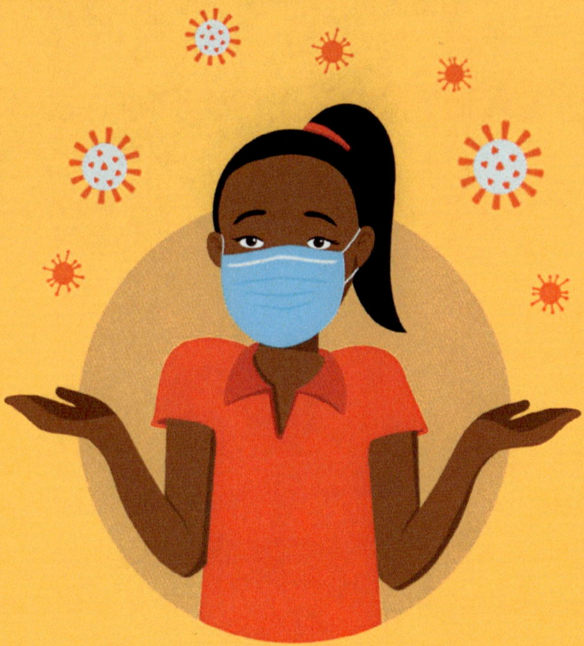

Lo entendemos, el COVID-19 nos asusta. Con tanta información nueva y más personas enfermas a diario, es difícil saber qué hacer con el COVID-19. Esta pandemia nos afectará a todos de muchas formas diferentes. El conocimiento es poder, y tener un plan de respuesta práctico lo ayudará a mantener su hogar y su familia seguros. Nuestro objetivo es ayudarlo a estar preparado para manejar todo lo relacionado con el COVID-19. Mantenga este plan cerca y compártalo con otros.

Las mejores prácticas para evitar el COVID-19 son bastante simples: use equipo de protección personal, como mascarillas; mantenga sus manos limpias al igual que las superficies a su alrededor; y controle su ambiente limitando el contacto con otras personas que estén fuera de su burbuja de distanciamiento social. ¡Simple, **pero no fácil!**

Todo sobre el Equipo de Protección Personal (EPP)

Mascarillas

Nuestra nariz tiene 2 conjuntos de células en su interior, células caliciformes y células ciliadas. Estas células son muy importantes porque el COVID-19 las utiliza como puntos de entrada adhiriéndose a ellas y luego multiplicándose exponencialmente para luego viajar hacia los pulmones. ¡Por eso es tan importante que la mascarilla cubra su boca y su nariz!

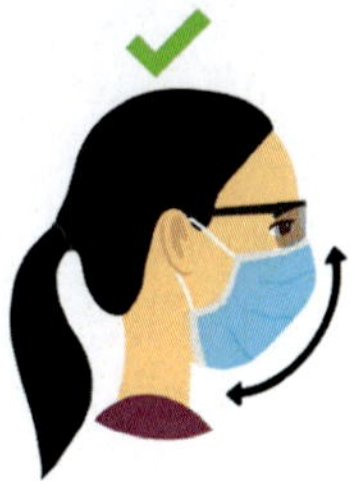

Si deja la nariz fuera de la mascarilla, está dejando expuestos estos puntos de entrada para el COVID-19. Esto lo está poniendo en riesgo de infectarse. Asegúrese de que su mascarilla se ajuste bien debajo de su barbilla y SOBRE su nariz sin dejar espacios a los lados de su cara.

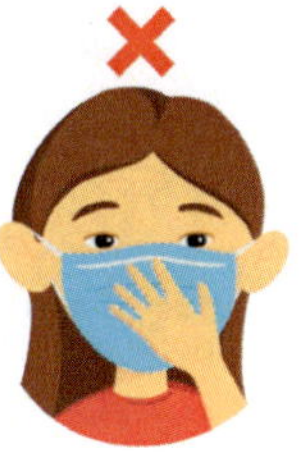

No toque la parte frontal de su mascarilla: ¡ahí es donde se detiene el virus COVID-19 en lugar de infectarlo!

Otro beneficio de la mascarilla es que puede ayudarle a adquirir el hábito de **NO tocar la cara,** un hábito importante para minimizar la exposición viral. ¿Sabía que, en promedio, las personas se tocan la cara 18 veces por hora? ¡Eso es una vez cada 3 minutos! Es un hábito difícil de cambiar, pero ahora que lo sabe, será más fácil.

Trate de evitar tocarse la cara lo más posible, incluso cuando use la mascarilla. Esto disminuye las posibilidades de inhalar gérmenes o frotarlos en sus ojos, nariz o boca. Además de usar una mascarilla, los guantes y un jabón o desinfectante de manos perfumado pueden ayudarlo a recordar dónde están sus manos y mantenerlas alejadas de su cara.

¿Por qué son tan importantes las mascarillas?

Las gotitas que salen cuando una persona no se tapa la boca al toser pueden viajar al menos de 8 a 12 pies (2.5 a 3.5 metros) a 50 millas por hora (80 kilómetros por hora). ¡Las gotitas del estornudo pueden viajar a 100 millas por hora (160 kilómetros por hora)! Para estar más protegido usted y los demás, use la mascarilla y anime a todos los que lo rodean a usarla. Aun y usando la mascarilla, cúbrase la boca al toser o estornudar en el codo doblado. Y mantenga su distancia de 6 pies (2 metros), las mascarillas no reemplazan el distanciamiento social.

Los estudios hospitalarios muestran que cuando los pacientes O los trabajadores de la salud solo usan mascarillas, la transmisión del COVID-19 es alta para todos. Sin embargo, cuando todos los pacientes Y todos los trabajadores de la salud usan mascarillas, la propagación del COVID-19 disminuye considerablemente.[15] Esto significa que la transmisión del COVID-19 se previene de manera más efectiva cuando **todos** usan una mascarilla.

[15] MacIntyre & Chughtai, *A rapid systematic review of the efficacy of face masks and respirators against coronaviruses and other respiratory transmissible viruses for the community, healthcare workers and sick patients*, April 30, 2020

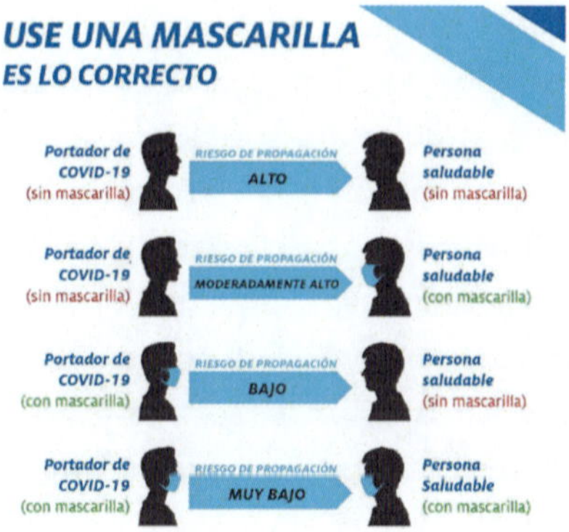

[16]

Consejo: Si accidentalmente tiene un contacto cercano con otra persona o se da cuenta de que hay alguien cerca de usted sin una mascarilla, contenga la respiración sin inhalar. Después de alejarse 6 pies, comience a respirar nuevamente exhalando primero.

Tipos de Mascarillas

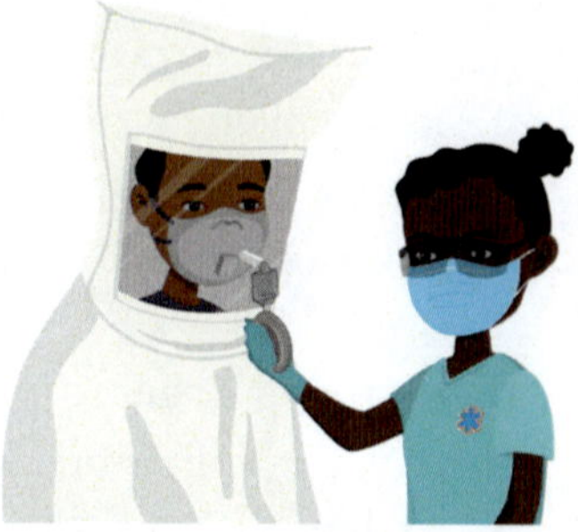

- **N95**: Estas mascarillas son específicas para el uso de los proveedores de atención médica en hospitales. Estas mascarillas solo funcionan si se ajustan totalmente a su cara. NO reutilice una mascarilla N95 si se moja. El filtro ya no funcionará. NOTA. Las mascarillas N95 requieren una "prueba de ajuste" especial para que se dimensionen y se formen correctamente. Esto se hace para los trabajadores de la salud en los hospitales, ¡sin una prueba de ajuste, no sabrá si su N95 lo está protegiendo!
- **Quirúrgica o médica**: Estas mascarillas son desechables, no se ajustan a su cara tan fuertemente como las mascarillas N95 y tienen un filtro especial. El lado más oscuro (a menudo teñido de azul o amarillo) va hacia afuera y el lado blanco va contra la cara. NO reutilice una mascarilla quirúrgica si se moja, el filtro ya no funcionará. El exterior

[16] Bryan Health, *Wearing a mask is not only important, it's lifesaving*, n.d.

de la mascarilla debe ser resistente al agua, pero si cree que su mascarilla podría haberse mojado, vaya a lo seguro y consiga otra. Asegúrese de que la mascarilla sea lo suficientemente grande como para cubrir completamente la parte inferior de la cara. NOTA. Ahora hay muchos de estos tipos de mascarillas disponibles en las tiendas. Tenga en cuenta que, **aunque algunas mascarillas parecen mascarillas quirúrgicas, es posible que no tengan filtros de grado hospitalario o sean resistentes al agua**. Asegúrese de que la mascarilla que compres tenga 3 capas.

- **Tela**: Estas mascarillas están hechas de una variedad de materiales con una amplia gama de capacidades de filtración. Por lo tanto, las mascarillas de tela deben tener un filtro hecho de tela no tejida intercalado entre las 2 capas de tela. Compruebe que las presillas sean cómodas y mantengan su estiramiento.

Instrucciones para una Mascarilla de Tela Básica

1. Corte un trozo de tela de las opciones de tela anteriores que tenga 2 palmas de altura y 1 de ancho.
2. Doblar a la mitad (debe quedar bien debajo de la barbilla y por encima de la nariz).
3. Doblar cada borde y cortar 6 pequeñas hendiduras en cada lado.
4. Colocar un imperdible o un clip de papel en el extremo del lazo.
5. Pasar el lazo a través de las ranuras, como si estuviera atando un zapato.
6. Agregar un filtro, como una toalla de papel o un paño de cocina (lo mejor es una "tela no tejida"), al bolsillo creado al doblar la tela por la mitad como se indica en el paso 2
7. Tirar del lazo con fuerza y atarlo detrás de la cabeza o alrededor de las orejas.

8. Asegurarse de que quede bien ajustado alrededor de la nariz y debajo de la barbilla.
9. Agregar una pieza nasal para un mejor ajuste y comodidad de la mascarilla. Se ha descubierto que un limpiapipas o la tira de metal flexible (a menudo llamada corbata de hojalata) que se usa para volver a sellar la parte superior de una bolsa de café o galletas es eficaz para moldear la forma de su nariz. Pegar con algunas puntadas la pieza nasal en la parte superior de la mascarilla.

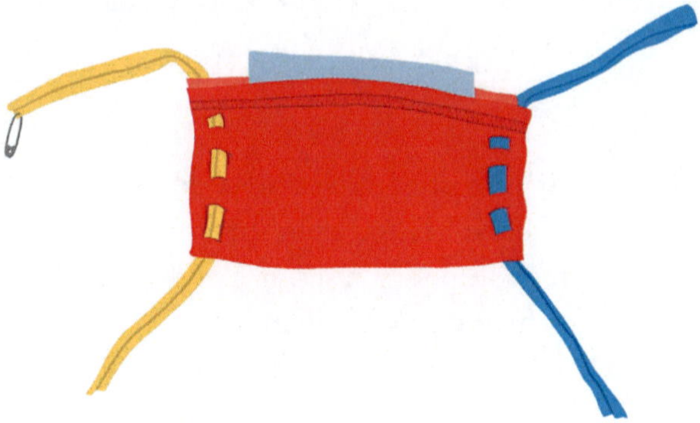

- **Tela recomendada para mascarillas de tela**:[17]
    - Use una tela que sea lo suficientemente densa para capturar las partículas virales, pero lo suficientemente transpirable para poder usarla.
    - Realice una "prueba fácil" con la tela para ayudarlo a decidir si la tela es adecuada para una mascarilla. Sostenga la tela y diríjala hacia una luz brillante, si puede ver la luz a través de las fibras, no es una buena tela. Si pasa una mínima cantidad de luz, como con la mezclilla, entonces la tela tiene un tejido lo suficientemente apretado para hacer una mascarilla efectiva.

[17] WHO, *Advice on the use of masks in the context of COVID-19*, June 5, 2020

- Algunas telas altamente recomendadas que han sido probadas para el uso de mascarillas incluyen: algodón de quilter, lona, mezclilla, sábanas de 600 hilos y camisetas (debe usar 4 capas de tela de camiseta).
- **No utilice materiales sintéticos como nylon, rayón o poliéster,** los hilos de la tela son demasiado suaves para atrapar partículas.
- Los estudios han demostrado que los pañuelos y bufandas son las peores alternativas.[18] Las gotitas de la tos detrás de un pañuelo aún pueden viajar hasta 3 pies (1 metro). La tela de la bufanda está tejida con demasiada holgura y no bloquea las partículas del virus ni las gotas.

- **Filtros a utilizar para mascarillas de tela**:
  - Elija un filtro hecho de un material no tejido.
  - Asegúrese de poder respirar a través de él, ya que con algunos filtros es más difíciles de respirar que con otros y no deben usarse. Los filtros de café son populares, pero se necesitan 3 de ellos para hacer un buen filtro.
  - Algunos filtros recomendados son las toallas de microfibra y las toallas de papel de color azul.
  - No reutilice los filtros de papel, ya que no son lavables, se humedecen fácilmente, y son ineficaces alrededor de la humedad.

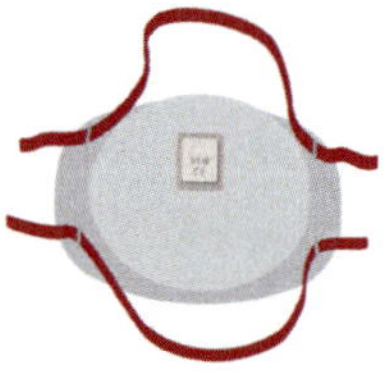

Precauciones con la mascarilla

NO use una mascarilla con válvula (que se muestra a la izquierda) ya que podría expulsar aire y gotitas potencialmente infectados a su alrededor.

NO debe colocar cubiertas faciales de tela en niños menores de 2 años; en

[18] CDC, *Strategies for Optimizing the Supply of Facemasks*, June 28, 2020

personas que tengan problemas para respirar; o en cualquier persona que esté inconsciente o incapacitada; o en personas que no puedan quitarse la mascarilla sin ayuda.

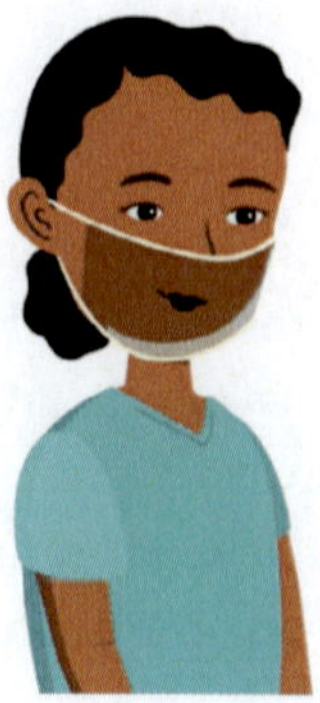

Las personas con **problemas respiratorios solo deben usar mascarillas quirúrgicas o de tela**, ya que las mascarillas N95 son más gruesas y pueden causarles problemas para respirar (de todos modos, las mascarillas N95 deben reservarse para los trabajadores de la salud).

El uso de la mascarilla puede resultar difícil para las personas con problemas sensoriales, cognitivos o de comportamiento. Se les debe animar a que usen una mascarilla pero no forzarlos. El uso de protectores faciales y el cumplimiento del distanciamiento social pueden ayudar a reducir los riesgos de exposición. El CDC ahora tiene directrices para esta población.[19]

Las personas sordas o con problemas de audición; las que cuidan o interactúan con una persona con discapacidad auditiva pudieran no serles posible usar mascarilla si dependen de la lectura de labios para comunicarse. En esta situación, considere usar una mascarilla transparente.[20] Si no dispone de una mascarilla transparente, considere reducir el ruido de fondo; o comunicarse por escrito; o usar subtítulos a fin de poderse comunicar aun usando una mascarilla que bloquee los labios.[21]

NOTA. El uso de una mascarilla NO debe afectar su capacidad para respirar ni causar una sobrecarga de dióxido de carbono.[22,23] Las mascarillas quirúrgicas y de tela son porosas, por lo que el aire

[19] CDC, *People with Disabilities*, July 24, 2020

[20] The Clear Mask, *Clear Mask*, n.d.

[21] CDC, *Considerations for Wearing a Mask*, July 16, 2020

[22] Hill, *From the Frontlines: The Truth About Masks and COVID-19*, June 18, 2020

[23] Vanderbilt University Medical Center, *Coronavirus (COVID-19) Information for Employees and Patients*, July 6, 2020

puede pasar mientras se filtran las gotitas que transportan partículas del virus.

Personal médico de todo el mundo ha usado mascarillas quirúrgicas y N95 por muchas horas al día, mucho antes de esta pandemia. Si tiene dificultad para respirar, aléjese más de 6 pies (2 metros) de los demás y ajuste la mascarilla. Puede interpretar la sensación de poder sentir su respiración como dificultad para respirar. Si necesita tranquilidad, verifique su saturación de oxígeno antes y varios minutos después de ponerse la mascarilla, o cuando sienta que su respiración es incómoda. (Consulte el Capítulo 4: ¡Oh No! para obtener más información sobre los monitores de oxígeno.) Si su saturación de oxígeno es baja, es posible que necesite una prueba del COVID-19. Si su saturación de oxígeno es buena y aún se siente incómodo, intente ajustar su mascarilla y su actitud. ¡Recuerde que respirar a través de una mascarilla es mucho más fácil que respirar con un ventilador!

Normalizando el uso de mascarillas

Las mascarillas pueden hacerlo sentir raro o socialmente incómodo, sin embargo en muchas partes del mundo el uso de mascarillas es una parte normal de la vida diaria. A continuación, se ofrecen algunos consejos que le ayudarán a realizar la transición. Primero, tome la decisión de protegerse con una mascarilla (¡esto aumentará su tasa de éxito 10 veces!). Luego, "ancle" su nuevo hábito uniéndolo a un comportamiento que ya es automático: como mantener su mascarilla con el lápiz labial; o las llaves del auto; o ponérsela antes de abrir la puerta. Por último, el hecho de repetir esta acción de ponerse la mascarilla repetidamente hará que el uso de la mascarilla se vuelva un hábito normal más rápido. ¡Sea creativo! Invente su propio estilo. Encontrar formas divertidas e interesantes al usar la mascarilla le ayudará a aceptar este nuevo e importante accesorio personal.

Consejos para adaptarse al uso de una mascarilla:

- Sea amable con usted mismo mientras su cuerpo se adapta a usar una cubierta facial de tela.
- ¡Piensa positivamente! Respirar a través de una mascarilla se sentirá extraño al principio. Trate de adoptar una mentalidad de "voy a hacer que esto funcione."
- Practique el uso de una mascarilla en casa mientras mira televisión, luego intente usarla más tiempo en la casa. Haga paseos por su vecindario con la mascarilla de tela. Luego intente conversar con un amigo. En una tienda o en público, es posible que se sienta nervioso al principio ya que su nivel de ansiedad puede ser alto debido al miedo a la exposición. ¡Resista!

Comodidad y ajuste

Si no se siente cómodo con su cobertura facial actual, explore otras opciones. Las mascarillas son más cómodas si el área alrededor de la nariz se adapta bien a su cara. La mascarilla debe ajustar desde la parte superior (puente) de la nariz hasta debajo de la barbilla.

Consejo: Sople cuando se coloque la mascarilla en la cara e identifique los lugares por donde se escapa el aliento. Apriete esas partes. Puede usar horquillas, pinzas para el cabello o correas especiales en caso de necesitar ajustar las presillas a las orejas. Acorte la longitud de las presillas que van en las orejas haciendo nudos para mantener la mascarilla cerca de su cara.

No deslice la mascarilla hacia arriba o hacia abajo de su cara: **ajuste su mascarilla tirando hacia arriba de las orejeras en caso de que experimente ese molesto deslizamiento sobre la nariz**. Además, si tiene cabello largo puede ser útil atarlo hacia atrás para que su mascarilla se ajuste mejor a las orejas. Los gérmenes de las mascarillas pueden ser atrapados y transportados fácilmente por el cabello largo. Las barbas largas también pueden hacer que las mascarillas no se ajusten apropiadamente a su cara.

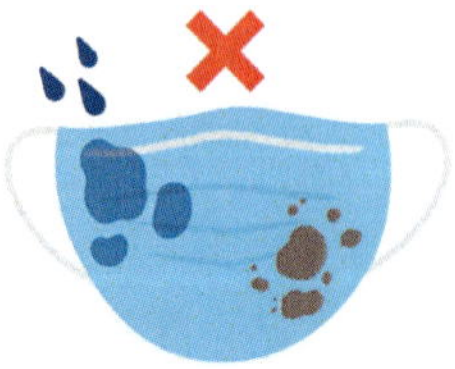

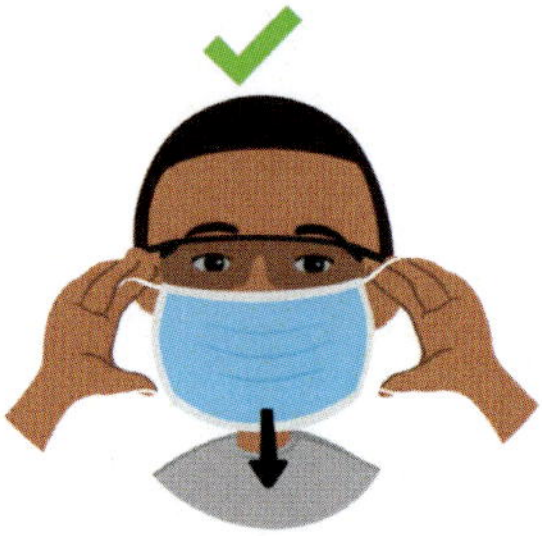

Uso efectivo de la mascarilla[24]
Antes de ponerse los guantes ajuste su mascarilla. No toque la parte frontal de la mascarilla, ya que ahí es donde se puede acumular el COVID-19. Cambie su mascarilla si se moja o ensucia.

Quítese la mascarilla agarrando los lazos/presillas/orejeras y alejando la mascarilla de su cara. Nunca toque la parte delantera. Lávese las manos durante al menos 20 segundos antes de ponerse la mascarilla y después de quitársela.

Tenga 4 mascarillas de tela si es posible. Más es mejor, para que siempre pueda tener una limpia a mano. Alterne el uso de sus mascarillas para que tenga una limpia todos los días; puede guardar las demás en su casa en una bolsa de papel durante 4 días (el tiempo que tarda para que el COVID-19 se desactive).

Cómo cuidar sus mascarillas de tela
Deje su mascarilla al sol (en el tablero de su automóvil, por ejemplo) entre usos. La luz solar directa descompone el COVID-19 en las superficies; el tiempo que tarda para descomponerlo varía según la superficie y la intensidad de la luz solar. ¡Incluso solamente de 5 a 30 minutos ayuda! Lave regularmente sus mascarillas con jabón y agua en la lavadora. Séquelas en la secadora o al sol.

Gafas/Protección ocular

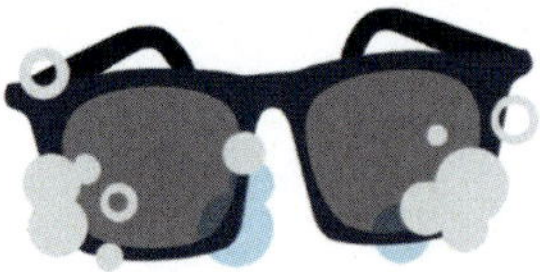

La transmisión del COVID-19 puede ocurrir a través de los ojos. En la actualidad, a los trabajadores de la salud se les requiere usar gafas protectoras

[24] CDC, *How to Wear Masks*, July 6, 2020

en muchos hospitales. No se toque los ojos y considere usar sus propios anteojos, anteojos protectores o gafas protectoras junto con su mascarilla cuando esté en público. Los protectores faciales también ofrecen una excelente protección para los ojos y contra las salpicaduras, pero no reemplazan a las mascarillas. Debe usar ambas. Recuerde lavar sus anteojos/caretas con regularidad con jabón o limpiadores suaves a base de alcohol. Tenga en cuenta que el ajustarse las gafas representa un gran riesgo de tocarse la cara.

Cómo evitar las gafas empañadas cuando se usa una mascarilla:

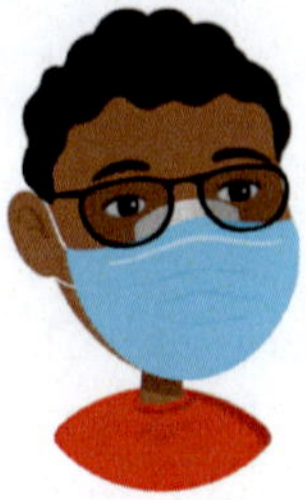

- Lave las gafas con agua y jabón y déjelas secar al aire sin enjuagar (esto funciona, ¡lo probamos!).
- Doble un pañuelo de papel y colóquelo en el puente de su nariz, debajo de sus gafas.
- Use una toallita con alcohol etílico (el ingrediente del desinfectante de manos) y deje que los lentes se sequen completamente antes de ponerse los anteojos.

Guantes

El uso de guantes agrega una capa protectora entre usted y las superficies que pueden portar el COVID-19. El truco consiste en no tocarse la cara ni sus propias cosas con guantes contaminados. Intente usar 1 guante para tocar superficies públicas. Puede usar desinfectante de manos cuando esté usando los guantes. Los guantes de goma o plástico de estilo médico solo deben usarse una vez, ya que pueden romperse y desgastarse con el uso excesivo, el lavado y la exposición a productos desinfectantes. Los guantes de tela son una excelente opción ya que son lavables, reutilizables, mucho más cómodos y también protegen. Los guantes de cocina pesados también son geniales. Quitarse los guantes de forma segura puede ser complicado; siga este diagrama y lávese las manos después de tirar la bolita que formaron los guantes a la basura.

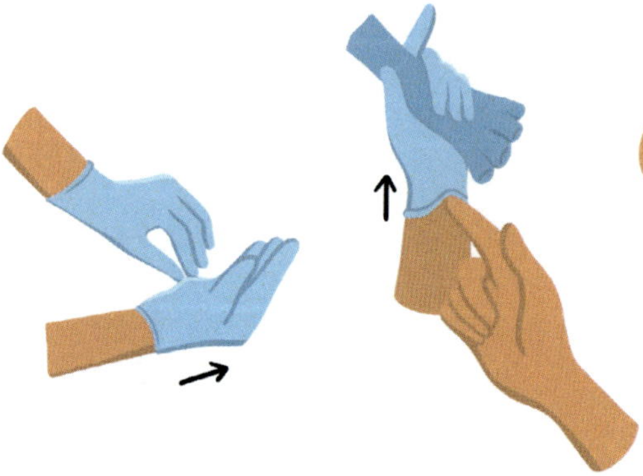

Consejo: Si sostiene un objeto contaminado (como un pañuelo de papel), manténgalo suelto en su puño mientras se quita el guante así terminará dentro de su guante al revés.

Lavarse las manos

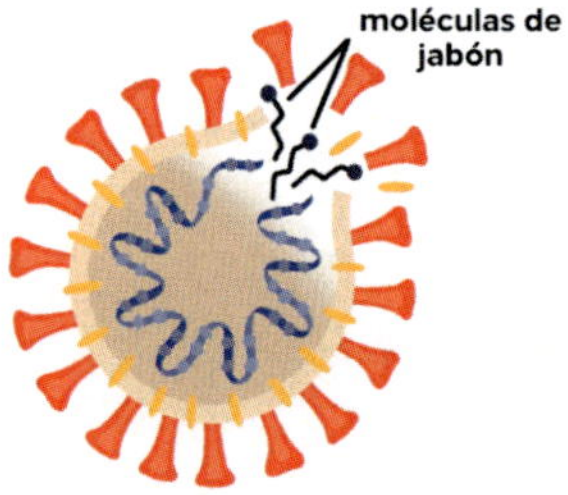

¡Lavarse las manos es una de las mejores maneras de evitar enfermarse y prevenir la transmisión de gérmenes a otras personas!

Lávese las manos con agua y jabón siempre que sea posible. **El objetivo de lavarse las manos es usar el jabón para romper las paredes del virus COVID-19.** El jabón se incrusta en la membrana lipídica externa del virus. Cuando estas membranas se rompen, el virus muere.

Lávese siempre las manos con agua y jabón cuando estén visiblemente sucias, antes de comer, después de ir al baño, después de toser, y antes y después de cuidar a una persona enferma. (Recuerde toser en el doblez del codo, no en las manos).

Se necesitan 20 segundos de lavar con jabón para romper las paredes del virus. **Los coros de estas canciones duran 20 segundos**: "Take On Me" de A Ha, "Jolene" de Dolly Parton, "Stayin' Alive" de los Bee Gees, "Escape" (La canción de la piña colada) de Rupert Holmes, "África" de Toto, "Baby One More Time" de Britney Spears y "Shake It Off" de Taylor Swift.

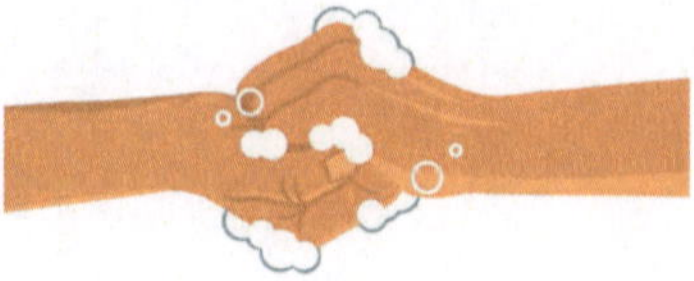

¡Y nunca puedes equivocarte con las canciones de Disney![25]

Mejores prácticas para lavarse las manos: (Haga clic aquí para ver un enlace al video del CDC[26])

1. Use suficiente jabón para crear una espuma con burbujas que cubra todas las partes de ambas manos hasta arriba del hueso de la muñeca.
2. Frote sus manos palma con palma, luego una mano sobre la otra.
3. ¡Recuerde sus pulgares!
4. Asegúrese de lavar entre los dedos.
5. Junte los dedos para limpiar las yemas de los dedos y debajo de las uñas.
6. Lave constantemente por al menos 20 segundos. (¡Ahorre agua cerrando la llave hasta que esté listo para enjuagar!)
7. Use una toalla de un solo uso para cerrar el grifo después de lavarse, también puede usarla para abrir la puerta del baño.

[25] Streeter, *20-second Disney songs to wash your hands to,* n.d.

[26] CDC, *Handwashing: Clean Hands Save Lives*, n.d.

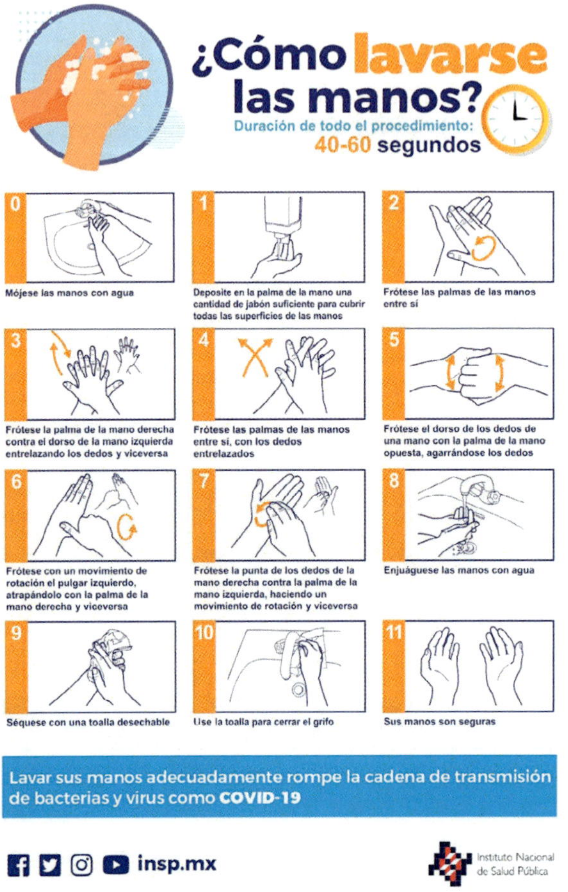

[27]

Compre jabón con buen olor para que la experiencia de lavarse las manos sea más agradable.

¡Los jabones graciosos pueden convertir el lavado de manos en una actividad más entretenida, especialmente si está tratando de enseñarle a los niños a lavarse las manos durante 20 segundos!

Consejo: ¡El jabón en barra funciona tan bien como el jabón líquido y es MUCHO más barato! Corte algunas barras y lleve trozos pequeños si va a estar cerca de un lavabo durante el día.

[27] Gobierno de México, *¿Cómo lavarse las manos?*, n.d.

El uso de agua y jabón es más eficaz que el uso de desinfectantes de manos.

Desinfectante de manos

Cuando no haya agua y jabón disponible, use un desinfectante de manos con al menos un 60% de alcohol. **El alcohol en el desinfectante de manos seca la membrana del virus si se usa con eficacia**. Los desinfectantes de manos a base de alcohol pueden reducir rápidamente la cantidad de gérmenes en las manos, pero los desinfectantes no eliminan todos los gérmenes. Mire la parte posterior de la botella, va a leer "alcohol etílico," el ingrediente activo a menudo 60-70%. Menos del 60% no funcionará. Compre una botella grande y algunas botellas pequeñas de viaje que pueda rellenar.

Mejores prácticas para desinfectar las manos

- Use suficiente desinfectante para cubrir todas las superficies de ambas manos hasta el hueso de la muñeca.
- Frote entre los dedos, los pulgares y alrededor de las uñas. Utilice la misma técnica que mostramos para lavarse las manos.
- Deje que el desinfectante se seque por completo (¡no lo limpie!).
- Frótese las manos durante al menos 20 segundos (o hasta que se seque todo el desinfectante) para aumentar la fricción y eliminar la cantidad máxima de virus activo.

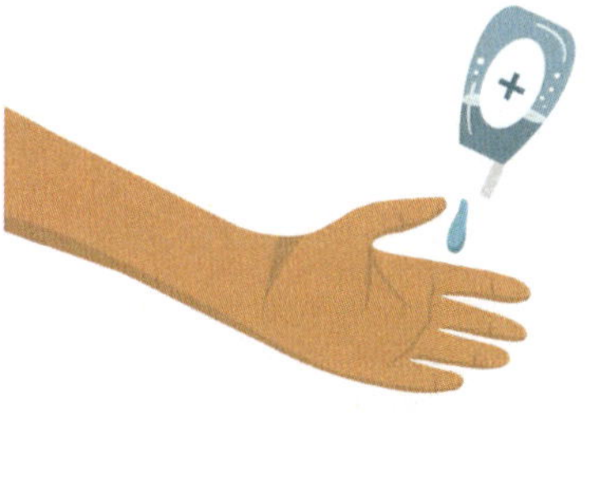

Advertencia: Si bien el desinfectante de manos puede contener etanol de manera segura, algunos vendedores han lanzado desinfectantes de manos con **metanol, una sustancia**

tóxica. Lea la lista de la FDA[28] de desinfectantes de manos que contienen metanol, ¡no los compre! Haga clic aquí[29] para aprender cómo hacer su propio desinfectante de manos.

Consejo: Si no tiene mascarilla y cree que acaba de estar expuesto al COVID-19 (por ejemplo, si tosen mientras está en público o si un grupo ruidoso pasa cerca de usted en un pasillo), coloque desinfectante de manos alrededor de su boca y nariz. Aplique y deje secar. El desinfectante de manos puede ser tóxico cuando se consume, así que asegúrese de que no le entre en la nariz o la boca.

Su entorno

COVID-19 y luz solar

La transmisión del COVID-19 es mucho menor en entornos diurnos al aire libre. La **luz solar** directa **reduce las partículas de virus infecciosos** después de solo 3 a 15 minutos y puede destruir las gotitas del COVID-19 en superficies sólidas entre 30 minutos a 2 horas.[30] Si debe tener contacto con personas fuera de su burbuja, intente permanecer afuera bajo la luz del sol mientras practica el distanciamiento social y usa una mascarilla.

COVID-19 y el volumen del sonido

¡Preste atención al volumen de voces a su alrededor! Es más probable que el COVID-19 se propague cuando se habla con fuerza, se cante o se hable gritando (especialmente sin mascarilla) porque las gotitas viajan más lejos. La mayoría de las partículas del COVID-19 llegan al suelo a 6 pies (2 metros) de distancia, pero los

---

[28] FDA, *FDA Updates on Hand Sanitizers with Methanol*, n.d.

[29] Lindberg, *How to Make Your Own Hand Sanitizer*, July 6, 2020

[30] U.S. Department of Homeland Security, *S&T's Research, Development, Testing and Evaluation (RDT&E) Efforts re COVID-19*, April 13, 2020

estudios muestran que pueden permanecer flotando en gotas hasta 18 pies (5.5 metros).[31,32]

En casa

Si debe trabajar e interactuar con otras personas fuera de su hogar, considere llevar una chaqueta para usar solo mientras se encuentre en áreas de alto riesgo, como el transporte público o los mercados abarrotados. Quítesela y póngala en una bolsa antes de entrar a su casa.

Cuando llegue a su casa:

- Quítese los zapatos fuera de la puerta.
- Quítese la ropa potencialmente expuesta y colóquela en una bolsa de lavandería.
- Lávese las manos y la cara, tal vez incluso vaya a la ducha.
- Mantenga ropa cómoda y pantuflas para usar solo en casa.

Si otras personas viven en su hogar y trabajan o interactúan con otras personas fuera del hogar, pídales que sigan estos mismos pasos.

Es seguro lavar y secar la ropa expuesta en una máquina. Cierre la bolsa de lavandería después de agregar prendas. ¡Asegúrese de usar una mascarilla mientras lava la ropa!

Limpieza

Suministros

Limpie las áreas de uso frecuente con regularidad usando toallitas o aerosoles desinfectantes. Puede preparar su propia solución

[31] Anfinrud et al., *Visualizing Speech-Generated Oral Fluid Droplets with Laser Light Scattering*, May 21, 2020

[32] Hamner et al., *High SARS-CoV-2 Attack Rate Following Exposure at a Choir Practice — Skagit County, Washington*, March 2020, May 12, 2020

desinfectante usando blanqueador con una concentración de hipoclorito de sodio del 5% al 6%, que es eficaz contra los coronavirus.[33] Se requiere dilución para un uso apropiado y seguro:

Blanqueador Líquido al 5% (la mayoría de los blanqueadores domésticos)	**Agua** (at room temperature)
1 cucharadita	1 taza
4 cucharaditas	1 cuarto
⅓ taza	1 galón

Una vez que prepare la solución de blanqueador, será eficaz para desinfección hasta por 24 horas. Haga un nuevo lote todos los días según lo que necesite. Algunos desinfectantes aprobados para el COVID-19 por la EPA incluyen: Scrubbing Bubbles® Multi-Purpose Disinfectant, Fantastik® All-Purpose Cleaner y Clorox Bleach (haga clic aquí para obtener más información[34]).

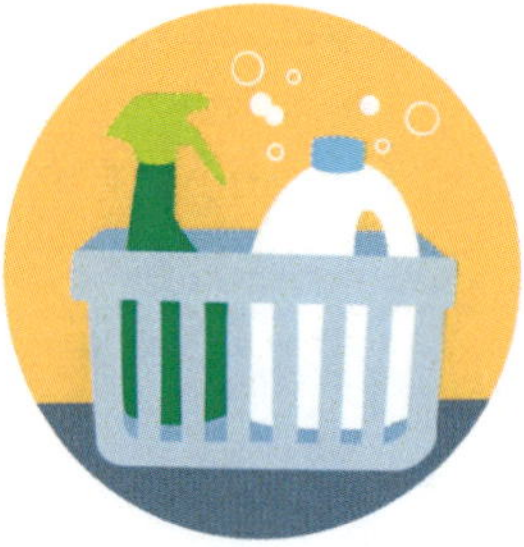

Use guantes de cocina gruesos con puños largos mientras prepara o usa cualquier desinfectante ya que el blanqueador maltrata la piel. Trate también de usar gafas protectoras, ya que los vapores del blanqueador pueden causar picazón a sus ojos. Mantenga su área de limpieza bien ventilada mientras trabaja.

NOTA. No use blanqueador de "*low-splash*." Los espesantes lo hacen ineficaz contra el COVID-19.[35,36]

[33] CDC, *Cleaning Your Home*, May 27, 2020

[34] EPA, *List N: Disinfectants for Use Against SARS-CoV-2 (COVID-19)*, July 30, 2020

[35] Gargiulo, *Fact check: It's true, Clorox Splash-Less bleach does not disinfect surfaces*, June 15, 2020

[36] Clorox, *Clorox Splashless Bleach*, n.d.

¡Esté atento a los productos falsos o ineficaces! La FDA tiene una lista[37] de productos que no funcionan contra el COVID-19.

Es importante **dejar reposar el desinfectante durante 1 a 5 minutos** para que tenga tiempo de romper la pared exterior del virus COVID-19 y matar la máxima cantidad de virus activo.[38] Siga siempre las instrucciones de la etiqueta para obtener información sobre seguridad e instrucciones de aplicación. Mantenga los desinfectantes fuera del alcance de los niños.

Concéntrese en las superficies que se tocan con frecuencia (como picaportes, interruptores de luz, lámparas, mostradores, inodoros y grifos). Limpie las superficies visiblemente sucias con agua y jabón antes de desinfectarlas. Los platos se pueden lavar en un lavavajillas o con las manos enguantadas con agua caliente y jabón. Las áreas que han están desocupadas durante 7 o más días solo necesitan una limpieza de rutina. Debe continuar limpiando las áreas al aire libre de forma rutinaria.

Celulares y electrónicos

Intente limpiar su teléfono celular todos los días. El celular está expuesto a todo tipo de gérmenes y definitivamente puede contaminarse con el COVID-19. Muchos fabricantes han aprobado el uso de toallitas suaves con alcohol al 70% o toallitas desinfectantes de Clorox para limpiar las pantallas táctiles. Limpie con frecuencia también cualquier otro dispositivo electrónico de uso frecuente, ¡especialmente los teclados de computadora!

---

37 FDA, *Fraudulent Coronavirus Disease 2019 Products*, n.d.

38 CDC, *Cleaning Your Home*, May 27, 2020

Baños

Desinfecte las superficies expuestas después de cada uso. El COVID-19 se encuentra en las heces, por lo que cuando se descargan los inodoros, las partículas se esparcen en el aire. (¡A esto a veces se le llama pluma del inodoro!) Para protegerse de estas partículas, coloque una tableta de blanqueador de acción prolongada en el tanque y cierre la tapa del inodoro antes de descargar para minimizar el rocío desde la taza del inodoro.

Contacto con otros: Distanciamiento social

El virus que causa COVID-19 se transmite muy fácilmente entre las personas. En general, cuanto más cerca una persona interactúa con otra y cuanto más prolongada sea esta interacción, mayor es el riesgo de propagación del COVID-19.

Familia y amigos

El COVID-19 se transmite principalmente entre personas que están en contacto cercano [dentro de unos 6 pies (2 metros)] durante un período prolongado. **Al limitar la cantidad de contactos directos con cualquier persona fuera de su burbuja de distanciamiento social a menos de 15 minutos es la mejor manera de reducir la propagación del COVID-19.**

Recuerde que si pasa más de 15 minutos hasta 6 pies (2 metros) de alguien que dio positivo a la prueba del COVID-19, usted es considerado un contacto y deberá estar en cuarentena por 14 días. Póngase de acuerdo con las personas de su burbuja para responsabilizarse mutuamente. ¡Siéntase orgulloso si su pandilla permanece siendo COVID-19 negativo!

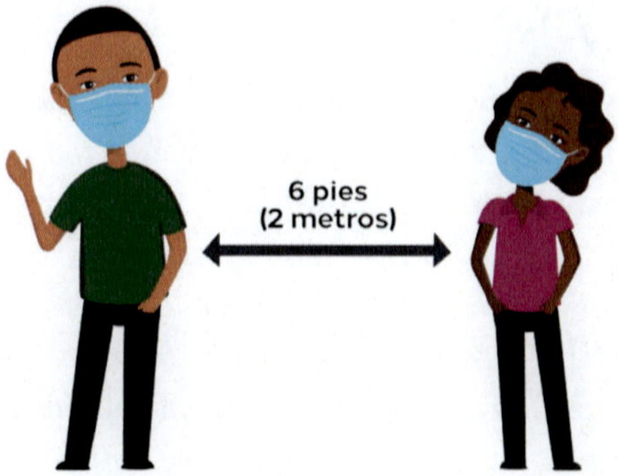

El distanciamiento social [mantenerse a 6 pies (2 metros) de distancia)] es la mejor manera de protegerse. Si usted va a tener contacto con otras personas, use una mascarilla y trate de juntarse en un lugar al aire libre. Sabemos que es difícil. A continuación, se incluyen algunos consejos y trucos para situaciones habituales:

- Abrace estratégicamente. **Trate de no abrazar en absoluto**, pero si es realmente necesario, haga todo lo posible para reducir el riesgo. Los abrazos deben hacerse rápidamente y viendo hacia el otro lado. Aguante la respiración durante el abrazo y exhale una vez que se haya alejado.
- **Evite los besos.** Todos queremos mostrar algo de amor, pero la saliva es un gran portador del COVID-19. Esto significa: No besos. Simplemente no hay forma de predecir quién podría estar potencialmente enfermo. Un beso en la parte superior de la cabeza es la opción más segura si es necesario.
- **No comparta comida ni bebida.** ¡Los bocadillos guardan a los fómites portadores del virus!

Compras y cena

- **Compre de manera eficiente.** La tienda de comestibles (con una mascarilla e incluso guantes) no es peligrosa si limpia su carrito y se mueve rápidamente por la tienda con su lista. (Traer a toda la familia es más arriesgado: ¡disfrute un tiempo a solas!) Una vez en casa, lave los productos frescos (frutas y verduras) que se tomaron del contenedor con agua fría (no con jabón ni blanqueador). No es necesario lavar los alimentos envasados.[39]
- Mientras esté en una multitud, **tenga en cuenta si está a favor del viento** o detrás de otros que no usen mascarilla, ya que el COVID-19 viaja con el flujo de aire.
- **Salga a cenar con precaución.** Muchos restaurantes ahora colocan las mesas a 6 pies (2 metros) de distancia, lo cual es genial, pero puede significar que las personas que se sientan alrededor de las mesas todavía están demasiado cerca de los grupos vecinos. Quitarse la mascarilla mientras se come y bebe crea un alto riesgo de transmisión.

¡Disfruta de la risa y la diversión de reunirte mientras usas la mascarilla! Come al aire libre y planifica tu cena en un momento del día donde no halla tanta gente.

Transporte

- Cuando **utilice el transporte**, tome medidas de protección. Use una mascarilla sobre la nariz y la boca, no se toque la cara y trate de mantenerse a 6 pies (2 metros) de los demás en todo momento. Use guantes. Trate de que sus viajes sean cortos; lo mejor es menos de 15 minutos. Lleve toallitas desinfectantes para limpiar las superficies. Lávese

[39] FDA, *Shopping for Food During the COVID-19 Pandemic - Information for Consumers,* May 1, 2020

las manos o use un desinfectante de manos antes y después de su traslado.

- **Viajes compartidos:** Evite compartir viajes con otras personas fuera de su hogar tanto como sea posible. Asegúrese de que su conductor tenga puesta una mascarilla. Siéntese en el asiento trasero, del lado del pasajero para crear el mayor espacio entre usted y el conductor. Abra las ventanas para mejorar la ventilación, limpie las manijas de las puertas y los cinturones de seguridad y evite tocar cualquier superficie. No se sienta obligado a hablar con el conductor, especialmente si viene escuchando música.
- **Transporte público:** Si está usando el transporte público, no dude en alejarse de los pasajeros que tosan o parezcan enfermos. Si va a realizar un viaje largo, considere cambiar de posición o de transporte para evitar exposiciones prolongadas con otros pasajeros. Use guantes y mantenga sus gafas de sol puestas. Lave sus anteojos cuando se lave las manos.

Hoteles y viajes

- **Solo quédese en hoteles si es necesario.** Llame de antemano para preguntar sobre los procedimientos de limpieza y utilice el *check-in* en línea y el pago sin contacto. Limite el tiempo que pasa en espacios compartidos como salones, comedores y piscinas. Use las escaleras o solo suba en el ascensor con otras personas de su hogar. Traiga su propio desinfectante para las superficies que se tocan con frecuencia, como interruptores de luz, inodoros, baños, mesitas de noche y lámparas.

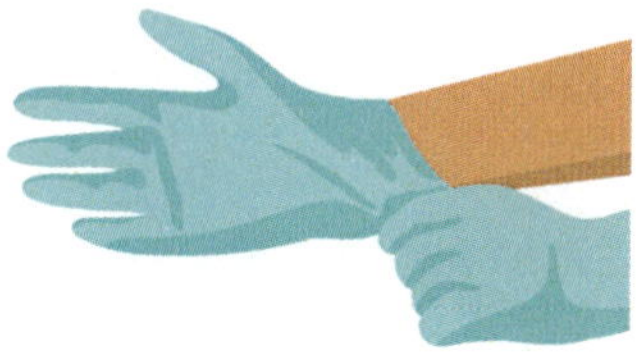

- **Considere a los aviones y a los viajes largos en tren o autobús como cualquier otra forma de transporte público.** Utilice su mascarilla, además de protección para los ojos y guantes. Evite estar cerca de las otras personas y no hable con los demás. Considere usar una chaqueta (o un cambio de ropa completa) que pueda quitarse y poner dentro de una bolsa para lavar cuando salga del aeropuerto. Consulte la política de asientos de su aerolínea para ver si mantienen los 6 pies (2 metros) entre pasajeros. Limpie el área de su asiento y el cinturón de seguridad; traiga su propia comida y agua; siéntese en un asiento junto a la ventana; y definitivamente mantenga su mascarilla puesta cuando otros pasajeros lo pasen mientras cargan o descargan. Esta puede ser la única vez que quiera subir primero, y aún así debe ir a la parte trasera del avión. Si puede, evite ir al baño.

Para protegerse mejor, ¡actúe como si todos tuvieran COVID-19!

Un estudio de la CDC informó que **la mitad de los pacientes de COVID-19 encuestados no pudieron identificar quién les transmitió la enfermedad y no recordaban ningún contacto que mostrara** síntomas.[40] Esto apoya la teoría de que las personas contraen con frecuencia el COVID-19 de personas asintomáticas; de personas que aún no se han enfermado; o de las superficies. El CDC estima que por cada caso confirmado existen 10 casos adicionales de COVID-19 que pasan desapercibidos.[41] Por eso, es tan importante evitar grandes reuniones, usar su mascarilla, lavarse las manos y limitar el contacto con personas fuera de su hogar.

Vea más consejos para lidiar con su entorno en la sección sobre Administración de Áreas Públicas en el Capítulo 6: ¡Trabajo!

---

[40] CDC, *Characteristics of Adult Outpatients and Inpatients with COVID-19,* July 3, 2020

[41] CDC, *Telebriefing Update on COVID-19,* June 25, 2020

Individuos con mayor riesgo

Asma

Las personas con asma tienen un mayor riesgo de que la infección por COVID-19 sea grave. Aquellos que necesitan un inhalador deben llevarlo consigo en todo momento y usarlo según las instrucciones para mantener las vías respiratorias saludables.

Fumar y vapear

Ser fumador o vapeador de cigarrillos en la actualidad o haberlo sido en el pasado puede aumentar el riesgo de una enfermedad grave por COVID-19. Esto aplica a todas las sustancias inhaladas, incluida la marihuana, la cocaína, los puros, etc. Tome las siguientes medidas:

- Si fuma actualmente, deje de hacerlo. Sí solía fumar, no comience de nuevo. Si nunca ha fumado, ¡felicidades! Nunca lo haga
- Es increíblemente difícil dejar de fumar. La nicotina (y todos los hábitos asociados con el tabaquismo) es profundamente adictiva. No es culpa suya si no puede dejar de fumar fácilmente. Cuando lo haga, será el logro de su vida y probablemente le salvará la vida. Busque asesoramiento de un proveedor de atención médica Y use medicamentos aprobados por la FDA.[42] Estos recursos pueden duplicar las posibilidades de dejar de fumar.
- Si desea obtener ayuda para dejar de fumar, llame al 1-800-QUIT-NOW o visite smokefree.gov.
- Llame a su proveedor de atención médica si tiene inquietudes o se siente mal. ¡Hay mucha ayuda para las personas que quieren dejar de usar cualquier tipo de sustancias!

[42] CDC, *How to Quit Smoking*, n.d.

Obesidad

La obesidad (índice de masa corporal [IMC] igual o superior a 30) es una de las muchas condiciones que crean un mayor riesgo de enfermedad grave por COVID-19. Este es un buen momento para probar algunas recetas nuevas y saludables. El ejercicio ayudará a perder peso y fortalecerá el corazón y los pulmones, ¡lo que combatirá mejor al virus! **Una actividad ligera y agradable, como caminar todos los días**, es una excelente manera de salir y comenzar una rutina de ejercicios.

Embarazo

Las mujeres que están embarazadas tienen un mayor riesgo de sufrir una enfermedad grave por COVID-19.[43] Si una mujer embarazada tiene fiebre, tos, dificultad para respirar u otros síntomas relacionados con el COVID-19, debe llamar al médico, enfermera o partera para analizar sobre si es conveniente hacerse una prueba o ver que es lo que procede.

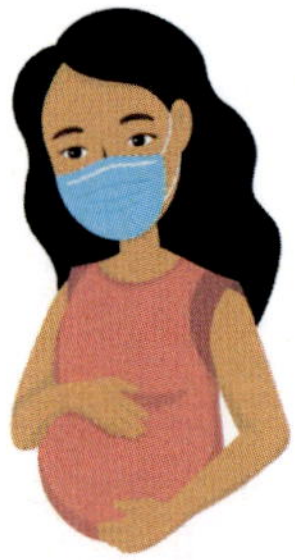

Las mujeres embarazadas cuyo examen del COVID-19 dio positivo podrían tener un mayor riesgo de parto prematuro (cuando el bebé nace antes de la 37° semana de embarazo).[44] Las mujeres con enfermedades más graves, como la neumonía desarrollada por el COVID-19, tienen un mayor riesgo de dar a luz prematuramente. El parto prematuro puede ser peligroso; en general, los bebés que nacen demasiado pronto pueden tener graves problemas de salud.

43 [43] CDC, *Pregnancy Data*, August 6, 2020
44 [44] CDC, *Pregnancy and Breastfeeding*, June 25, 2020

Bebés

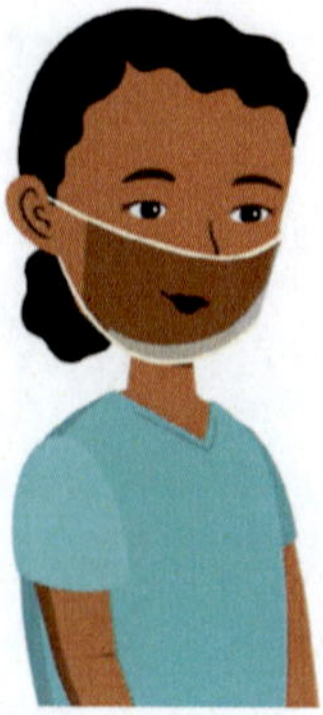

Es poco común que un bebé se infecte con COVID-19 mientras aún está en el útero, pero es posible transmitir el virus al bebé durante el parto o después de nacer. La mayoría de los recién nacidos que dan positivo por COVID-19 tienen síntomas leves o no presentan síntomas; los informes de enfermedades graves son raros. Si la madre que da a luz es COVID-19 positiva, se pueden tomar precauciones para reducir el riesgo de transmisión. Estos incluyen:

- Usar una mascarilla transparente (disponible en línea) mientras está con su bebé para que pueda ver su cara.[45]
- Lavarse las manos y cubrirse la cara cuando esté a 6 pies (2 metros) del recién nacido.
- Usar una mascarilla al extraer leche materna.

NOTA - Nunca ponga una mascarilla a un bebé.

Manteniendo su Salud

Atiéndase los problemas cardíacos, las infecciones o cualquier problema médico como el cáncer, la hipertensión o la diabetes. Ahora es mucho más importante durante esta pandemia. Aquellos que toman medicamentos recetados con regularidad deben tener un mes adicional de medicación en casa. Manténgase saludable, incluso si tiene que ir al médico o al dentista. Esto lo ayudará a mantener fuerte su sistema inmunológico. Si necesita hablar con un profesional de la salud, pruebe la telemedicina; es una forma

---

[45] The Clear Mask, *Clear Mask*, n.d.

segura de conectarse con su equipo de atención médica. Puede usar su teléfono, ¡FaceTime está permitido!

Otras formas de protegerse

Haga un Kit de preparación diario

Prepare **una bolsa con los elementos esenciales** que necesitará a medida que avanza el día: algunas mascarillas, una pequeña botella recargable de desinfectante de manos, un par de guantes de tela y tal vez un par de guantes de plástico. Añada un poco de crema y gafas de sol. Recuerde poner un paquete de toallitas desinfectantes para superficies y coloque un pequeño trozo de jabón en una bolsita. Lleve su propia botella de agua y una bolsa de plástico adicional para guardar los artículos expuestos. Agregue un pequeño tubo de protector solar y tal vez un protector de labios, ya que su mascarilla se lo quitará. Guarde su kit de preparación con sus llaves y estará listo para comenzar su día.

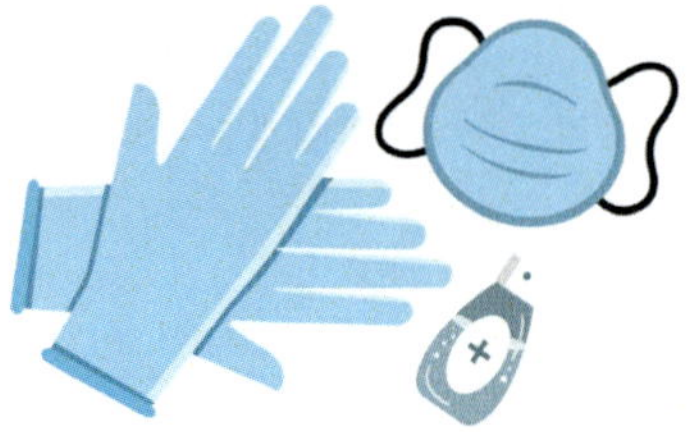

Haga un Kit de preparación para enfermedad

Reúna los medicamentos y los elementos para el manejo de los síntomas que necesitará si usted o alguien a quien cuida se enferma. Mira el capítulo 4: ¡Oh No! para ver sugerencias. Haga un plan, compre mientras esté sano y coloque lo que necesite en una caja o en una habitación de aislamiento designada. Discuta su plan con su familia y amigos cercanos.

Obtenga los números de su sala de emergencias y proveedores de salud locales, sus tarjetas de seguro, y la información de contacto de las niñeras de emergencia. Guarde esta información en su kit de preparación. Incluya guantes, mascarillas faciales adicionales, jabón, desinfectante de manos y una copia impresa de las tablas que se encuentran en el Capítulo 8: ¡Rastreador de síntomas! (y en el sitio web de One Good Turn) en caso de que los necesite de repente o tarde en la noche.

Tome sus signos vitales hoy

Es una gran idea saber cuál es su frecuencia respiratoria, saturación de oxígeno y temperatura ahora que se encuentra bien. Si se enferma, tendrá una "línea de base" para comparar.

Consulte el capítulo 4: ¡Oh No! y el Capítulo 8: ¡Rastreador de síntomas! para comenzar a hacer su registro médico personal.

Suplementos

COVID-19 y Vitamina D

Complementar con 1000 a 2000 UI de vitamina D al día puede ayudar a protegerlo contra los efectos del COVID-19 en los pulmones. Considere tomar un suplemento de vitamina D, especialmente si no puede pasar tiempo al aire libre o si su dieta incluye solo alimentos con bajo contenido de vitamina D. Muy pocos alimentos en la naturaleza contienen vitamina D. Los pescados grasos (como el salmón, el atún y la caballa) son buenas fuentes. Tenga cuidado de no usar altas dosis diarias de vitamina D ya que demasiada vitamina D en el cuerpo puede volverse tóxica.

COVID-19 y Zinc

La suplementación con 10 mg de zinc por día puede mejorar la capacidad de su cuerpo para combatir la infección causada por el COVID-19. Las fuentes alimenticias de zinc incluyen carnes rojas, aves, frijoles, nueces, granos integrales, lácteos y cereales fortificados. Si nota un sabor metálico en la

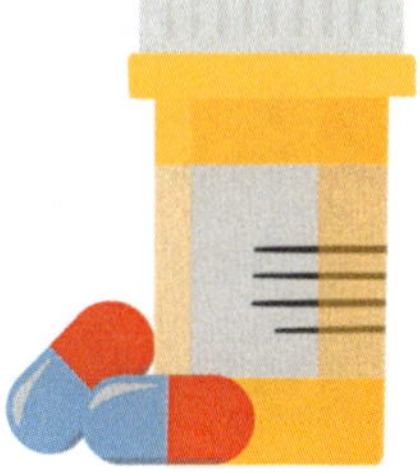

boca después de haber tomado suplementos de zinc durante varias semanas, tómese unos días de descanso. Además, verifique la dosis en el paquete antes de comprar, muchos suplementos tienen dosis mucho más altas de zinc. Es posible que pueda dividir su tableta.

Vitamina C

65-90 mg de vitamina C al día pueden ser útiles para evitar infecciones virales, incluido el COVID-19. Puede encontrar vitamina C en alimentos como pimientos, frutas, tomates y verduras de hoja verde. Las dosis más altas de hasta 1000 mg al día son seguras pero innecesarias a menos que le ayuden a sentirse mejor. Si bien las dosis estándar de vitamina C generalmente son inofensivas, las dosis altas pueden causar una serie de efectos secundarios, que incluyen náuseas, calambres y un mayor riesgo de tener cálculos renales.

Vacuna anual contra la Influenza

Recuerde vacunarse contra la influenza tan pronto como esté disponible. Muchos síntomas de COVID-19 se superponen con los síntomas de la influenza, por lo que la inmunidad creada por la vacuna contra la influenza ayudará a evitar confusiones si se enferma.

Ejercicios de respiración

Practicar ejercicios de manejo de la respiración durante 10 a 15 minutos dos veces al día antes de contraer COVID-19 puede ayudar a aumentar la fuerza de sus pulmones. Tome un descanso entre cada ejercicio y hágalos más despacio o deténgase si se siente mareado o sin aliento. Estos ejercicios deberán hacerlo sentir bien y serán más fáciles con la práctica.

Respiración abdominal (usando su diafragma para expandir sus pulmones)

- Siéntese o acuéstese en una posición cómoda con las manos en el abdomen o la parte inferior de la caja torácica.
- Respire lentamente y constantemente por la nariz, expandiendo su caja torácica para llenar sus pulmones completamente con aire. Sienta un estiramiento en la parte posterior de la caja torácica a medida que sus pulmones se llenan de aire. Ésta es el área más grande de sus pulmones. Haga una pausa, luego exhale por la nariz o la boca, sintiendo que el vientre y las costillas suben y bajan con cada respiración.

Respiración con los labios fruncidos (ayuda a hacer más lenta la respiración y a expandir los pulmones):

- Respire por la nariz y llene los pulmones contando mientras lo hace.
- Presione los labios, exhale a través de un pequeño espacio entre los labios, como soplar un silbato. Cuente y haga que la exhalación dure más que la inhalación (por ejemplo, 4 conteos hacia adentro, 6 conteos hacia afuera).

Practicar la respiración puede aumentar la capacidad pulmonar y también tendrá un efecto calmante en estos tiempos estresantes. Para obtener más ejercicios de respiración, consulte las Guías de Salud de Hesperian[46] y la American Lung Association.[47]

Conozca sus riesgos de exposición

El riesgo de contraer al COVID-19 depende de muchas variables. Considere el espacio en el que se encuentra, cuántas personas hay cerca, cuánto tiempo permanece ahí, y si las personas que lo rodean están tosiendo o gritando.

---

46 Hesperian Health Guides, *C OVID-19: Breathing*, n.d.
47 American Lung Association, *Breathing Exercises*, May 27, 2020

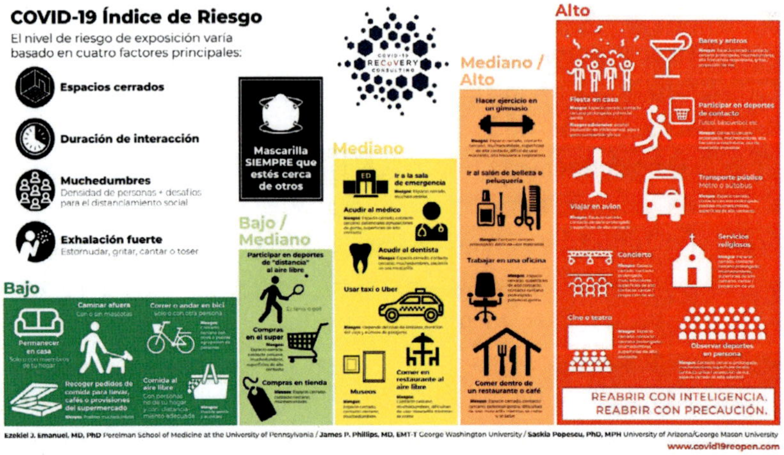

[48]

Salud Mental

Sabemos que la pandemia del COVID-19 puede ser estresante, especialmente cuando la mejor manera de prevenir la enfermedad es mantenerse alejado de los demás, incluidos su familia extendida y amigos cercanos. **Cuidar su salud mental es tan importante como cuidar su salud física.** Si bien debe permanecer físicamente distanciado de los demás, también debe permanecer conectado socialmente. Considere la posibilidad de comunicarse con sus seres queridos o con cualquier persona de su comunidad que pueda estar socialmente aislada, como un vecino anciano. ¡Lo superaremos juntos!

Salud mental en adultos

La reducción del estrés y la ansiedad relacionados con el COVID-19 comienza reconociendo cómo nos sentimos. Todos reaccionamos de manera diferente a situaciones estresantes, pero estos son algunos de los signos comunes del estrés:

[48] Emanuel et al., *COVID-19 Risk Index*, June 30, 2020

- Cambios en los patrones de sueño o alimentación
- Dificultad para dormir o concentrarse
- Temer y preocuparse por usted y sus seres queridos
- Empeoramiento de los problemas de salud mental y crónicos
- Mayor retraimiento y aislamiento
- Mayor uso de tabaco, alcohol u otras sustancias

Así como todos reaccionamos de manera diferente al estrés, ¡todos lo afrontan de manera diferente también! Aquí hay algunas formas prácticas y saludables de lidiar con el estrés y la ansiedad relacionados con el COVID-19:

- **Tenga un plan de COVID-19.** Sepa qué hacer si está enfermo o si alguien a su alrededor está enfermo. El conocimiento es poder, y en este caso, ¡puede traer mucha tranquilidad!
- **¡Cuide su cuerpo!**
    - Haga algo de ejercicio ligero, como caminar, estirarse o hacer yoga.
    - Trate de comer con regularidad comidas saludables y equilibradas.
    - Duerma lo suficiente.
    - Evite el consumo excesivo de tabaco, alcohol y drogas.
- Reserve tiempo para relajarse. ¡**Haga algunas actividades que disfrute!**
- **Conecte con otros.** Comuníquese con amigos, familiares u otras personas en su comunidad. Las llamadas telefónicas o las video llamadas pueden ayudarlo a usted y a sus seres queridos a sentirse menos aislados.
- **Descanse de las noticias.** Mantenerse informado es realmente importante. Sin embargo, cuando las emisoras compiten por su atención, a menudo incluyen sonidos y lenguaje que provocan ansiedad, lo que puede aumentar su nivel de estrés. Dése descansos frecuentes de todas las

formas de entrega de noticias (teléfono, televisión y radio) para desapegarse y mantener su propia perspectiva personal.

Salud mental en niños

Los adultos no son los únicos que experimentan estrés y ansiedad. Los niños y adolescentes también sienten un mayor estrés durante la pandemia cuando enfrentan sus propios desafíos y reaccionan a lo que ven de los adultos que los rodean. Para ayudar a mantener a su hijo calmado, intente:

- Hablar abiertamente sobre la pandemia del COVID-19. Sea abierto sobre lo que se sabe y lo que no se sabe sobre el virus. Tranquilice a su familia diciéndole que está bien sentirse molesto o preocupado.
- Ser un ejemplo a seguir. Comparta cómo maneja el estrés. Anime a su hijo(a) a tomar descansos, dormir lo suficiente, hacer ejercicio y comer bien.
- Limitar la exposición de su familia a las noticias, incluidas las redes sociales y los servicios de transmisión. Los niños más pequeños pueden malinterpretar y asustarse por cosas que no comprenden.
- Pasar tiempo con su hijo realizando actividades que le gusten.
- Leer COVIBOOK, un libro para niños sobre COVID-19 que es muy popular en todo el mundo. Aquí hay una versión leída en español por un miembro del equipo de *One Good Turn.*

La salud mental es una parte importante de la salud y el bienestar general de todos. Las personas con problemas de salud mental preexistentes deben continuar su tratamiento y estar conscientes de sus síntomas. Aquellos con síntomas nuevos o que empeoran deben comunicarse con un proveedor de atención médica.

¿Cuándo debo hacerme la prueba? Todos pensamos en esto. Hay más información en el próximo capítulo: ¡Pruebas de detección! Todo sobre las pruebas.

¡BUENA SUERTE! FELICIDADES, UN HÉROE ES QUIEN SE PROTEGE A SÍ MISMO Y A SU FAMILIA.

Esto es una locura, pero lo superaremos. Comuníquese con sus amigos y familiares, obtenga y brinde apoyo, y solicite ayuda cuando la necesite. Haga una lista de sus cosas favoritas que le gustaría hacer y haga una o dos de ellas todos los días. Relájese. Salga a caminar. Cuídese.

¡Lo vale!

Capítulo 3

CAPÍTULO 3: ¡PRUEBAS DE DETECCIÓN! TODO SOBRE LAS PRUEBAS CONTENIDO DEL CAPÍTULO 3

1. Síntomas del COVID-19
2. ¿Debería hacerme la prueba?
3. Preguntas Frecuentes
4. ¿Qué pruebas de detección del COVID-19 están disponibles?

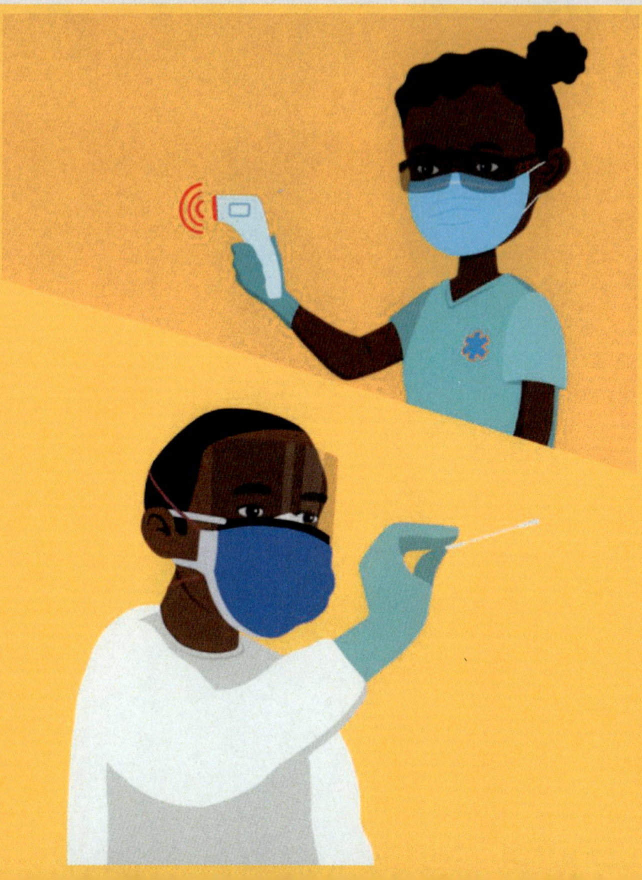

Hacerse una prueba es complicado. Hay muchos tipos de pruebas y muchas preguntas sobre cuándo hacerse la prueba y quién pagará. Como todos los aspectos del COVID-19, la información está cambiando constantemente. Consulte los enlaces incluidos en este manual, a su proveedor de atención médica, y al departamento de salud pública local. Lo más importante es que **si tiene síntomas que coincidan con los del COVID-19, probablemente tenga el virus**. ¡Esto es una pandemia, después de todo! Aquí le mostramos los conceptos básicos más importantes y un poco de ciencia para ayudarlo a tomar decisiones informadas.

Síntomas del COVID-19

Los síntomas del COVID-19 varían ampliamente y pueden ir desde leves a graves, incluso es posible que una persona no tenga ningún síntoma. Mantenga un registro de cualquier síntoma que experimente:

- Fiebre
- Dificultad para respirar
- Tos (con mayor frecuencia una tos seca)
- Dolor de garganta
- Dolor de cuerpo
- Dolor de cabeza
- Fatiga
- Pérdida del gusto
- Pérdida del olfato
- Poco apetito
- Congestión o secreción nasal
- Diarrea, náuseas o vómitos
- Dolor abdominal
- Erupción en los dedos de los pies u otras partes del cuerpo
- Ojos rojos

En algunas personas, el COVID-19 causa **síntomas más graves como fiebre alta, tos intensa y dificultad para respirar**, lo que a menudo indica neumonía. Consulte a un proveedor de atención médica si tiene cualquiera de estos síntomas.

Esté atento a las noticias y al sitio web del CDC por si se añadieran nuevos síntomas y actualizaciones.

¿Debería hacerme la prueba?

SÍ: Si tiene alguno de los síntomas del COVID-19. SÍ: Si es usted un contacto.

Usted es un contacto si ha tenido **contacto directo y prolongado** [más de 15 minutos a menos de 6 pies (2 metros)] con alguien que ha tenido síntomas O que ha dado positivo en la prueba del COVID-19. Sin importar si estaba usando mascarilla, o si no tiene síntomas. Ejemplos de situaciones de contacto cercano:

- Hogar: Alguien en su hogar ha dado positivo en la prueba del COVID-19.
- Cuidador: Está cuidando a alguien con COVID-19.
- Trabajo: Su compañero de trabajo en la misma área de trabajo que usted ha dado positivo en la prueba del COVID-19.
- Escuela: Un compañero de clase que se sienta cerca de usted dio positivo en la prueba de COVID-19.

Ejemplos de otras interacciones cercanas enumeradas por la CDC que lo convierten en un contacto incluyen: contacto físico directo con la persona (como un abrazo o un beso); haber compartido utensilios mientras comían o bebían; o cualquier interacción en la que una persona que ha tenido una prueba positiva del COVID-19 podría haber diseminado gotitas del sistema respiratorio sobre usted (como toser o estornudar).

Hágase la prueba si **un rastreador de contactos le ha notificado** (generalmente del departamento de salud local) que es un contacto de alguien con COVID-19, tenga o no síntomas.

Todos los miembros del hogar de un paciente con COVID-19 deben hacerse la prueba del COVID-19, incluso si no recuerdan haber tenido contacto directo durante el período contagioso. Los miembros del hogar pueden infectarse por una posible exposición a un elemento o a una superficie infectada en el hogar sobre la cual la persona infectada hubiera tosido o estornudado durante los días **anteriores** a que comenzaran los síntomas, si los hubiera.

NO: Si es un contacto de segunda mano.

No es necesario que se haga la prueba si ha tenido un contacto de segunda mano con alguien que dio positivo. El contacto de segunda mano significa que usted es un contacto de un contacto de una persona infectada con COVID-19. Ejemplos de exposición de segunda mano:

- Hogar: El compañero de trabajo de su cónyuge dio positivo (¡sin embargo, su cónyuge necesita una prueba!).
- Trabajo: Alguien que trabaja en un área diferente del edificio está enfermo.
- Escuela: El maestro de su hijo o el compañero de clase de su compañero de cuarto dieron positivo (y, sí, lo ha entendido, su hijo y su compañero de cuarto necesitan hacerse la prueba).

NO: Si desea verificar la recuperación del COVID-19.

El CDC ya no recomienda una prueba negativa para finalizar su período de aislamiento si ha tenido el COVID-19. Los estudios han demostrado que las personas infectadas aún pueden dar positivo semanas después de que su enfermedad se haya resuelto, ya que la carga viral que tiene una persona es diferente para todos y la cantidad de tiempo que se necesita para eliminar el virus del cuerpo varía. Consulte el Capítulo 4: ¡Oh No! para obtener más información sobre la enfermedad y el aislamiento.

Preguntas frecuentes

¿Por qué debo hacerme una prueba si no tengo síntomas?

- Es posible que tenga COVID-19 incluso si no muestra ningún síntoma, ¡y puede infectar a sus amigos y familiares sin darse cuenta! Los casos asintomáticos son peligrosos porque estas personas aún son contagiosas y las personas a las que infectan pueden tener una infección más grave. Esta es la razón por la cual hacer la prueba a todos los contactos de los pacientes que han tenido un resultado positivo del COVID-19, incluso si no muestran ningún síntoma, es tan importante. Tener síntomas leves no significa que se transmitirá una forma leve de la enfermedad.
- Las pruebas son las que nos ayudarán a reducir la propagación del COVID-19 en nuestras comunidades. Cuando se identifican casos positivos del COVID-19, otras personas que pueden haber estado expuestas deben ser advertidas y puestas en cuarentena. Incluso si no se enferma gravemente, es importante que informe a sus contactos si está enfermo.

¿Cuándo debo hacerme la prueba?

Por muchas razones, todavía no existe una recomendación clara al respecto. Una prueba de diagnóstico viral debería ser precisa después de aproximadamente 3 días de síntomas.

Consulte los detalles específicos de la prueba a continuación.

¿Cómo me hago la prueba de COVID-19?

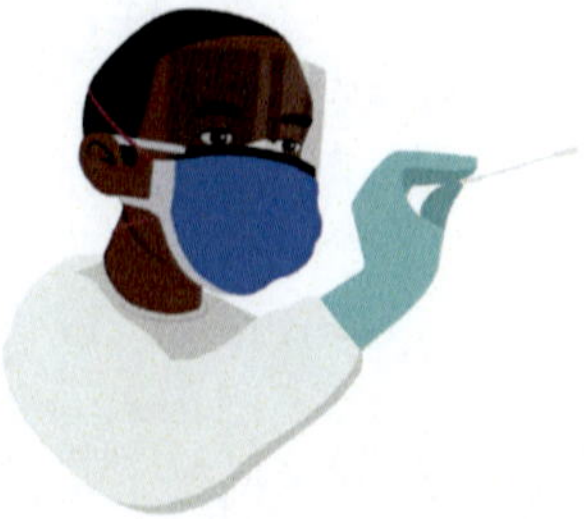

Las decisiones sobre las pruebas las toman los departamentos de salud locales y estatales o los proveedores de atención médica.

Visite el sitio web de la CDC de su estado[49] o el sitio web del departamento de salud local[50] para ver la información local más reciente sobre las pruebas.

Las pruebas del COVID-19 están disponibles sin costo en los centros de salud, las farmacias y los sitios de prueba comunitarios en todo Estados Unidos. Pregúntele a su departamento de salud local acerca de los sitios de prueba comunitarios gratuitos.[51] La Ley de Respuesta al Coronavirus de *Families First* garantiza que las pruebas del COVID-19 sean gratuitas para cualquier persona en los Estados Unidos, incluyendo a las personas sin seguro.

Es posible que haya sitios de prueba adicionales disponibles en su área. **Pregunte por las tarifas antes de hacerse la prueba. Algunos planes de seguro médico que no consideran que una prueba sea "médicamente necesaria" pueden cobrarle por la prueba del COVID-19.** Si tiene síntomas del COVID-19 y desea hacerse la prueba, llame primero a su proveedor de atención médica o al departamento de salud pública local.

Consejos sobre la prueba:

Algunas pruebas para detectar el COVID-19 son más precisas que otras, y el mejor momento para hacerse la prueba durante la enfermedad también puede variar según la prueba. **Es posible**

[49] CDC, *State and Territorial Health Department Websites*, n.d.

[50] NAACHO, *Directory of Local Health Departments*, n.d.

[51] US Department of Health and Human Services, *Community Based Testing Sites for COVID-19*, n.d.

obtener un resultado "falso negativo," lo que significa que usted obtuvo un resultado negativo incorrectamente y realmente tiene COVID-19. Si la prueba se realizó demasiado pronto en el curso de la infección, eventualmente puede dar positivo en la prueba del virus.

En general, si la prueba es positiva, realmente tiene COVID-19. Si la prueba es negativa, todavía existe la posibilidad de que tenga COVID-19. Use el sentido común, si tiene síntomas, **manténgase aislado**. Si sabe que ha estado expuesto, **póngase en cuarentena**. Obtenga más información sobre cómo lo infecta el virus en el Capítulo 1: ¿Qué es COVID-19?

¿Qué pruebas para el COVID-19 están disponibles?

Hay dos tipos de pruebas disponibles para detectar al COVID-19: pruebas virales[52] y pruebas de anticuerpos.[53]

Pruebas virales:

- Detecta la **infección actual**.
- Requiere una **muestra del sistema respiratorio**, puede ser una muestra de saliva o partículas que se obtienen con un hisopo del interior de la nariz o de la parte posterior de la garganta.
    - El **hisopado nasal o de garganta** solo será preciso si se realiza correctamente. El hisopo largo debe empujarse hacia la parte posterior de la nariz para detectar al virus en el lugar donde se conectan la nariz y la garganta. Cierra los ojos y relájese, sí, será realmente incómodo. Es más fácil si puede descansar la parte posterior de la cabeza en una silla o un reposacabezas.

---

[52] CDC, *Test for Current Infection,* July 23, 2020
[53] CDC, *Test for Past Infection*, June 30, 2020

- La **muestra de saliva** se recolecta con una pipeta que succiona la saliva, una esponja que absorbe la saliva, o haciendo que el paciente escupa directamente en un tubo.

- Tipos de pruebas virales:
  - RT-PCR:
    - Detecta el ARN y ADN virales
    - Actualmente la prueba más precisa
    - Los resultados tardan varios días
  - Antígeno:
    - Pruebas para detectar proteínas virales COVID-19 específicas
    - Preciso para obtener resultados positivos (sí, tiene COVID-19), pero un resultado negativo puede ser un "falso negativo"
    - Prueba en el lugar de atención: los resultados pueden estar disponibles en el lugar de la prueba en menos de una hora

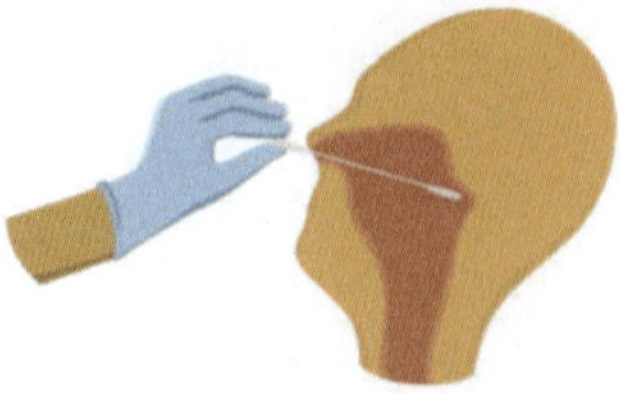

Pruebas de anticuerpos:

- También se llaman pruebas de recuperación o pruebas serológicas
- Detecta **infecciones pasadas**
- NO debe usarse para verificar si hay una infección activa
- Requiere una muestra de sangre
  - pinchazo en la yema del dedo
  - extracción de sangre en un laboratorio
- Determina si ha estado infectado en el pasado, incluso si nunca mostró síntomas
- Detectar anticuerpos llamados

- IgM (respuesta inmune a corto plazo)
- IgG (respuesta inmune posterior)

La prueba de anticuerpos busca una respuesta inmune (anticuerpos) al COVID-19, no por el virus real. El cuerpo no produce anticuerpos en respuesta al virus del COVID-19 hasta días o semanas después de la infección. Es por esto que las pruebas de anticuerpos se utilizan para detectar infecciones pasadas, no infecciones actuales.

Hay una serie de pruebas de anticuerpos, algunas analizan solo los anticuerpos contra la familia más grande de gérmenes del coronavirus y otras solo prueban al COVID-19. Las pruebas más específicas toman más tiempo y son más caras. Debido a que la familia del coronavirus incluye algunos de los virus del resfriado común, si recientemente ha tenido un resfriado, ¡es posible que tenga una prueba de falso positivo para anticuerpos del COVID-19!

Los investigadores están trabajando para determinar qué significa la respuesta inmune al COVID-19 y así determinar el riesgo de enfermedades futuras. Al principio, la prueba de anticuerpos se realizaba además de la prueba viral, actualmente solo se realiza para verificar la inmunidad, o **para ver si una persona tiene suficientes anticuerpos para donar plasma a pacientes con COVID-19 gravemente enfermos**. Los investigadores esperan que las pruebas de anticuerpos proporcionen una imagen más precisa de cuántas personas se han infectado y se han recuperado del COVID-19.

Pruebas en casa

La Administración de Drogas y Alimentos de los EE. UU. (FDA) ha autorizado recientemente pruebas virales que le permiten recolectar un hisopo nasal o una muestra de saliva en casa.[54] Aún deberá enviar su muestra a un laboratorio para su análisis. Estas pruebas en el hogar son una opción para recolectar fácilmente las muestras necesarias para las pruebas sin tener que trasladarse

[54] FDA, *Coronavirus Testing Basics*, July 2020

al consultorio del médico o al lugar donde se hace la prueba. La forma en que recolecta y guarda su muestra es la clave para obtener un resultado preciso. ¡Siga las instrucciones cuidadosamente!

NOTA. La prueba de saliva en el hogar cuesta entre $120 y $150 y estos proveedores de atención médica no presentan reclamaciones al seguro. El recibo de la prueba del COVID-19 se puede enviar a su seguro para que sea considerado un reembolso.

Pruebas "Agrupadas"

En las pruebas agrupadas, las muestras de un grupo completo o cohorte (por ejemplo, un salón de clases, un turno de compañeros de trabajo, o un piso de residentes en un hogar de ancianos) se juntan y se ejecuta una prueba en la muestra combinada. Si la prueba es negativa, significa que nadie en la cohorte tiene COVID-19. Si la prueba es positiva, la muestra de cada persona se analizará individualmente mientras se inician los protocolos de cuarentena. A menudo se realiza con pruebas de saliva (escupir), esta es una forma menos costosa y más eficiente de examinar a grandes grupos de personas. Espere esta opción de prueba en un futuro próximo.

Entonces, ahora sabe todo sobre las pruebas. En el siguiente capítulo, vamos a hablar de qué hacer si el resultado de la prueba del COVID-19 es positivo. Vamos a cubrir los síntomas del COVID-19, su plan de tratamiento personal y cuándo buscar atención médica.

Capítulo 4

CAPÍTULO 4: ¡OH NO! TENGO COVID-19

CONTENIDO DEL CAPÍTULO 4

1. Síntomas
2. Cuándo buscar atención médica
3. Su plan de tratamiento personal del COVID-19
4. Prevenir la propagación del COVID-19
5. Su estrategia de respuesta
6. Cuándo volver a la vida "normal"

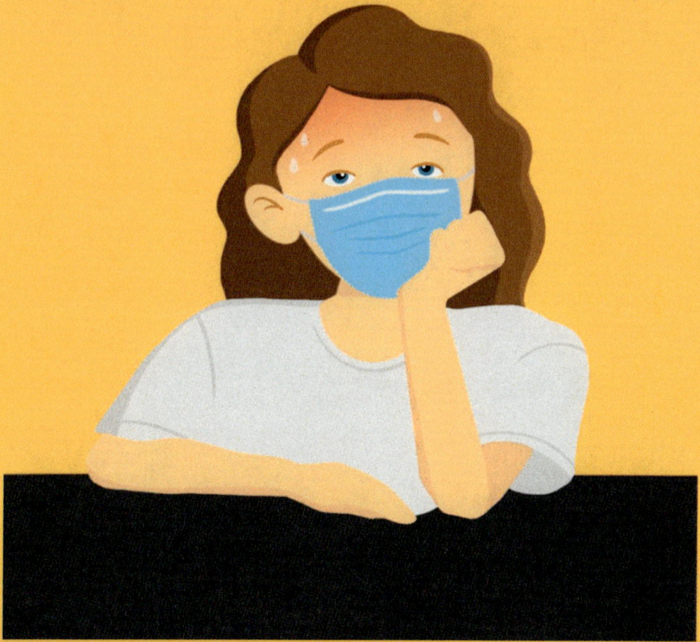

El COVID-19 es una enfermedad nueva que causa mucha incertidumbre. Las personas pueden enfermarse mucho o tener síntomas muy leves. Si bien, los científicos están conociendo más sobre esta nueva enfermedad, es difícil saber qué hacer. Es por eso que *One Good Turn* desarrolló este práctico plan de respuesta para que lo use en casa mientras está enfermo.

Nuestro objetivo es ayudarlo a mantenerse seguro, cómodo y fuera del hospital. Mantenga este plan a mano y compártalo con los demás, especialmente con aquellos que lo están cuidando. Consulte los otros capítulos de este manual; todos ellos le ayudarán a superar esta enfermedad.

Síntomas

Los síntomas pueden aparecer entre 2 a 14 días después de la exposición al COVID-19 o no aparecer en absoluto. **Usted es más contagioso durante los 2 días antes de tener síntomas y cuando los tiene por primera vez, ¡incluso si son leves!** Debe aislarse durante al menos 10 días, según su situación.

Los síntomas varían ampliamente y pueden ser desde leves a severos. Esté atento a la aparición de síntomas comunes del COVID-19 y realice un seguimiento de lo que experimente, éstos incluyen:

- Fiebre
- Dificultad para respirar
- Dolor al respirar
- Tos
- Dolor de cabeza
- Fatiga
- Pérdida del gusto u olfato
- Dolor de garganta
- Congestión o secreción nasal
- Diarrea, náusea o vómito
- Erupción en los dedos de los pies u otras partes del cuerpo
- Ojos rojos

A medida que se realizan más investigaciones, se siguen identificando síntomas adicionales. Esté atento a las noticias y al CDC para obtener actualizaciones de síntomas.[55]

Incluso si no experimenta síntomas o sólo presenta síntomas leves, sigue siendo contagioso y puede infectar a otros. Siga las pautas de aislamiento para proteger a su familia y amigos.

Cuándo buscar atención médica

Busque atención médica de emergencia de inmediato si muestra alguno de estos signos:

- Dificultad para respirar, incluido un aumento reciente de la falta de aire o la sensación de que no puede llevar suficiente aire a los pulmones
- Dolor o presión persistente en el pecho
- Incapacidad para hablar sin tener que respirar entre palabras
- Saturación de oxígeno del 96% o menos (el 95% es el umbral de admisión en la mayoría de los hospitales)
- Nueva confusión
- Incapacidad para despertar o permanecer despierto
- Los labios o la cara tienen un tinte azul
- Cualquier empeoramiento repentino del dolor u otros síntomas

Esta lista no incluye todos los síntomas posibles. Llame a su proveedor médico si tiene otros síntomas graves o que le preocupan.

Consulte el Capítulo 5: ¡Ayuda! para obtener más información sobre el **cuidado de niños con COVID-19.**

Llame al 911 o al centro de emergencia local de antemano. Notifique al operador que está buscando atención para los síntomas relacionados con el COVID-19. **Si no puede comunicarse por teléfono, vaya a su centro médico de todos modos. Los**

[55] CDC, *Symptoms*, May 13, 2020

proveedores de atención médica quieren atenderlo incluso si el sistema telefónico está sobrecargado.

El octavo día después de la aparición de los síntomas es el día en que ocurren la mayoría de las hospitalizaciones. Esté atento a sus síntomas entre los días séptimo al décimo.

Es seguro recibir atención urgente para necesidades de salud que no involucran al COVID-19. Llame a su médico y busque atención médica tanto para problemas de salud de rutina como para reabastecimiento de medicamentos. Si se atienden los problemas médicos como lo haría normalmente, se pueden prevenir grandes complicaciones más adelante. Es seguro acudir a la sala de emergencias por accidentes y preocupaciones graves, como signos de ataque cardíaco, accidente cerebrovascular o problemas pediátricos.

Su plan de tratamiento personal del COVID-19

Aíslese en una habitación separada de los demás en su hogar al primer signo de síntomas, incluso si aún no se ha hecho la prueba. El virus del COVID-19 sale del cuerpo de las células de la nariz, la garganta, los pulmones, los ojos, e incluso las heces. Estas partículas del virus se transmiten a otras personas cuando tose, estornuda, respira o simplemente habla.

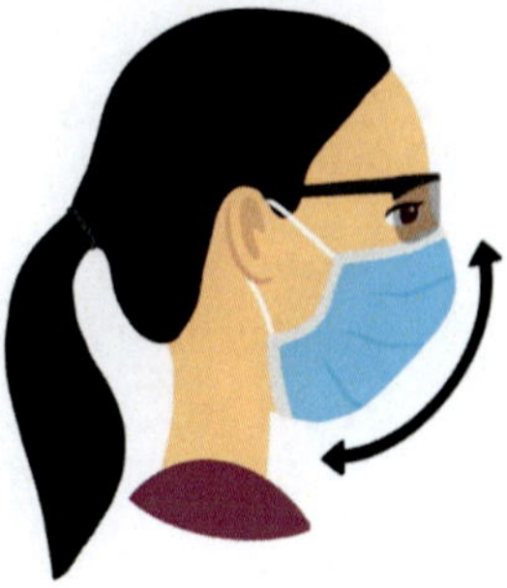

Revise sus opciones de prueba en el Capítulo 3: ¡Pruebas de detección! y averigüe dónde y cómo hacerse la prueba. Llame con anticipación para programar su prueba, si es posible, e informe al personal del consultorio médico sobre sus síntomas. La mayoría de las clínicas tienen un conjunto específico de reglas para administrar las pruebas.

¡**Use una mascarilla** y pídale a los demás que también la usen! Use una mascarilla cuando se exponga a otros y siempre que deba estar fuera de su habitación de aislamiento, incluso si está solo, para evitar que el COVID-19 se esparza en la superficies a su alrededor. Asegúrese de que tanto su nariz como su boca estén cubiertas. Se ha comprobado que las mascarillas lo protegen a usted, a su familia, y a cualquier otro contacto al limitar el rociado de partículas del COVID-19 cuando los gérmenes abandonan sus pulmones, boca, garganta o nariz.

Lávese las manos durante 20 segundos o use un desinfectante de manos durante 20 segundos.

- Haga esto con frecuencia, siempre después de toser o tocarse la cara y antes de tocar elementos de uso común como picaportes, grifos, manijas de inodoros y computadoras públicas.
- ¿Estás cansado de cantar la canción del feliz cumpleaños? Prueba el coro de My Sharona, *Staying Alive*, *Love Shack*, *Under the Sea* o *Bare Necessities*. ¡Busca en internet[56] más canciones de 20 segundos!
- Lleve consigo un desinfectante de manos por si no encuentra donde lavarse las manos de inmediato.
- También puede propagar el virus cuando el virus llega a sus manos. Use guantes desechables, pañuelos desechables, toallas de papel, su ropa, o bolsas de plástico cuando vaya a tocar artículos compartidos.
- El COVID-19 se encuentra en las heces. Otra razón más para lavarse las manos después de ir al baño.

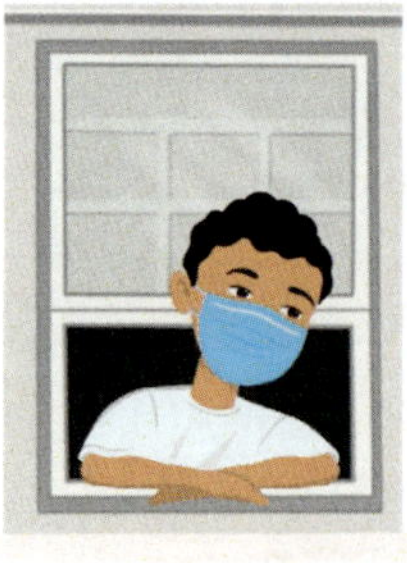

Practique el distanciamiento social. Mantenga al menos 6 pies (2 metros) entre usted y cualquier otra persona. Recuerde, las mascarillas y el distanciamiento social no se reemplazan entre sí. Cuando esté enfermo,

[56] Streeter, *20-second Disney songs to wash your hands to,* n.d.

use una mascarilla y manténgase a 6 pies (2 metros) de distancia de los demás en todo momento.

Quédese en casa excepto para recibir atención médica. Llame a su proveedor médico antes de ir a una cita en persona para obtener instrucciones especiales por ser paciente con COVID-19, puede que tenga que esperar en su automóvil en lugar de en la sala de espera.

Consejos de *One Good Turn*:

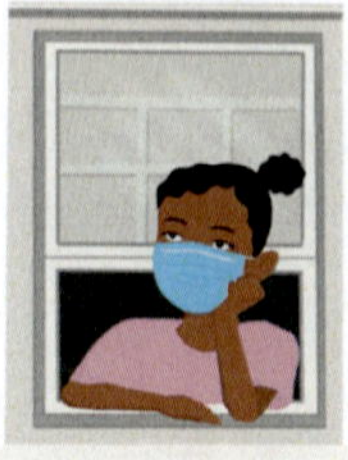

- Salir al aire libre está bien siempre que esté solo o a más de 6 pies (2 metros) de distancia de los demás. TODOS, incluido usted, deben usar una mascarilla.
  Cualquier contacto a distancia con otros debe durar menos de 15 minutos.
- Si está más cerca de 6 pies (2 metros) de alguien durante más de 15 minutos, esta persona pasará a ser un contacto y deberá ponerse en cuarentena durante 14 días según las pautas de la CDC.
- No coma ni beba cerca de otras personas.
- Recuerde, ¡usted es contagioso!

De seguimiento a su enfermedad

Al dar seguimiento a sus síntomas y signos, estará anticipándose para buscar atención médica si la necesita, y tendrá un registro de información importante para sus proveedores de atención médica.

Llame ahora al consultorio de su médico para informarles que está enfermo. Incluso si no necesita que lo atiendan, ellos estarán al pendiente de su estado. Obtendrá una mejor atención médica si su proveedor está al tanto desde el principio. Algunos medicamentos recetados pueden ayudar a lidiar con sus síntomas, especialmente su tos. Pregunte sobre cápsulas de benzonatato, esteroides como prednisona o dexametasona, inhaladores de albuterol o esteroides y aspirina. Su médico hará la dosificación y las recomendaciones.

La fiebre, la tos y la fatiga son los 3 síntomas que predicen su riesgo de ser hospitalizado. Esté atento a estos síntomas.

Después de 8 días de síntomas (más o menos algunos días) de la **enfermedad es cuando la mayoría de las personas son hospitalizadas.** Observe sus síntomas alrededor de este tiempo.

Si se siente bien pero dio positivo en la prueba, aún es contagioso. Muchas personas tienen muy pocos o ningún síntoma, pero aún deben aislarse (mantenerse alejados de los demás) durante al menos 10 días. Es muy difícil, pero muy importante. La única forma de poner fin a esta pandemia y prevenir enfermedades graves para otros es detener la propagación del COVID-19. Lleve un registro de los días de su enfermedad para saber claramente cuándo detener su aislamiento. Encontrará más sobre esto a continuación.

¿Qué debe incluir su historial médico COVID-19 personal?

Su información médica: Enumere todos los aspectos básicos, incluya su historial médico y cualquier medicamento recetado, de venta libre y suplementos. Incluya cualquier alergia.

Sus factores de riesgo: Estos incluyen obesidad, diabetes, asma, cáncer, hipertensión y enfermedades cardíacas, además de ser de la raza negra o hispana.

Utilice la tabla del Capítulo 8: Rastreador de síntomas. Aquí tiene un ejemplo:

Nombre completo		Estado de salud actual	
Edad			
Altura		Medicamentos que toma actualmente	
Peso			
Fecha y hora del primer sintoma		Alergias	

Categorias de alto riesgo (Marque todas las que apliquen y proporcione información adicional si lo considera necesario			
Hipertension		Tumores malignos	
Diabetes		Tuvo su bebé hace menos de 6 semanas	
Obesidad		Embarazada (indique el trimestre)	
Asma		Enfermedad del higado	
Condiciones del corazon		Enfermedad crónica neurológica o neuromuscular	
Condiciones del pulmon		Inmunodeficiencia incluyendo el Sida	
otro(s), por favor especifique			

Sus medicamentos: Haga una lista de los medicamentos que toma (tanto los medicamentos habituales como los que está tomando para los síntomas del COVID-19).

- Registre la hora y la fecha en que toma cada dosis (es difícil recordar esto cuando se siente mal).
- Imprima este gráfico (en el Capítulo 8: ¡Rastreador de síntomas!) tantas veces como necesite y registre todos los medicamentos que toma hasta que se haya recuperado. También puede encontrar e imprimir esta ficha médica en onegoodturn.org.

Tabla de seguimiento de medicamentos: Use esta table para registar fecha, hora y dosis de sus medicamentos			
Fecha	Hora	Medicamento	Dosis

¡Nadie conoce su situación mejor que usted! Tener esta información importante por escrito ahora lo mantendrá preparado y listo para actuar si necesita buscar atención médica.

Registro de sus signos vitales

Los signos vitales son hallazgos físicos descritos por números. Los cambios en los signos vitales predicen el empeoramiento o la mejora de la enfermedad. Es por esto que los signos vitales se controlan en cada cita médica. Tener equipo para monitorear sus signos vitales lo ayudará a controlarlos en su casa. Estos dispositivos se pueden compartir entre familiares y amigos, pero solo después de desinfectarlos.

Equipo para tener a mano, si es posible:

Termómetro digital:

- Desinfecte el termómetro antes y después de usarlo.
- Monitor de saturación de oxígeno de la yema del dedo (oxímetro de pulso):
- Estos están disponibles en una farmacia o en línea.

Si no puede conseguir estos dispositivos, no se preocupe. Puede realizar un seguimiento de sus síntomas, que son igualmente importantes, sin herramientas especiales. Lo discutiremos a continuación.

Comprobación de sus signos vitales:

Temperatura:

- Preste atención especial si su fiebre es de 100.4 grados Fahrenheit (38 grados centígrados) o más porque una fiebre alta es un signo de empeoramiento de la enfermedad.[57]
- Si tiene una temperatura elevada [por encima de 99.4 grados Fahrenheit (37.4 grados centígrados)], revísela al menos cada 4 horas. (Una temperatura normal es de 98.6 grados Fahrenheit (37 grados centígrados).
- Lleve un registro de su fiebre incluso si está tomando medicamentos para bajar la fiebre.

---

[57] McIntosh, *Coronavirus disease 2019 (COVID-19): Clinical features,* July 15, 2020

- A menudo se necesita medir la temperatura 3 veces para obtener un buen promedio en la lectura, especialmente con termómetros de frente.
- NOTA. Si ha estado afuera en el calor, su temperatura puede estar un poco alta. Entre, espere unos minutos para que se enfríe y vuelva a intentarlo.

Saturación de oxígeno (% de saturación de O2): Los monitores de saturación de oxígeno son pequeñas máquinas que funcionan con pilas AAA o AA. Se sujetan a su dedo y le dan una lectura básica del nivel de oxígeno en unos segundos.

- Para comprobar su saturación de O2, siéntese y relájese.
    1. Apriete para abrir el monitor y verá una pequeña luz roja intermitente en el interior.
    2. Coloque la palma de la mano sobre una superficie, deslice el monitor sobre el extremo de su segundo o tercer dedo con el lado del número hacia arriba (sobre la uña) y la yema del dedo sobre la luz roja del interior. No dolerá.
    3. Espere unos segundos y verá 2 números. Ambos estarán etiquetados uno es su pulso (frecuencia cardíaca) y el otro su saturación de O2 (el porcentaje de oxígeno en su sangre).
- Su saturación de O2 debe estar por encima del 96%, lo más probable es que sea del 97% o 98%.
- Tome una lectura de saturación de O2 "de referencia" antes de sentirse enfermo para tener una comparación para más adelante.

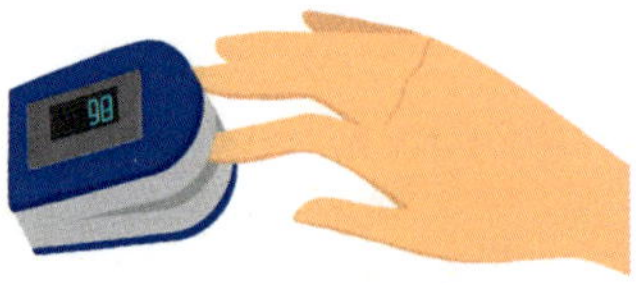

- Mantenga un registro escrito de sus resultados; la máquina no los almacena.
- Si su porcentaje de saturación de O2 cae al 95%, busque atención médica.

- Si su respiración de repente empeora o se vuelve más dolorosa, vaya a la sala de emergencias. Llame primero si puede.

Respiraciones por minuto (frecuencia respiratoria o RR): Si tiene problemas para respirar, busque atención médica, sea cual sea su frecuencia respiratoria.

- No se necesita equipo especial, solo una persona para observar su respiración y un reloj con segundero.
- Cuente el número de respiraciones que toma en 30 segundos y multiplique ese número por 2 (una respiración es una inhalación y una exhalación).
- Es difícil medir su propia frecuencia respiratoria. Si hay alguien más, pídale que cuente su respiración por usted.
- Una frecuencia respiratoria de 18 o menos es normal para los adultos. Si su frecuencia respiratoria es superior a 20 respiraciones por minuto y se siente sin aliento, busque atención médica.
- Los niños respiran mucho más rápido que los adultos. Puede encontrar información sobre esto en el Capítulo 8: ¡Rastreador de síntomas!. Llame a su médico de cabecera de inmediato si su hijo tiene problemas para respirar.

Puede utilizar la tabla de seguimiento de signos vitales de OGT para mantener un seguimiento de sus resultados. Esta tabla está en el Capítulo 8: ¡Rastreador de síntomas!

Registre los siguientes signos vitales lo mejor que pueda. (Imprima dos copias y registre sus síntomas por 10 dias)										
Signos vitales	Dia 1 AM	Dia 1 PM	Dia 2 AM	Dia 2 PM	Dia 3 AM	Dia 3 PM	Dia 4 AM	Dia 4 PM	Dia 5 AM	Dia 5 PM
Fiebre > 100.4 ºf(38 ºc)										
Adulto % Sat o2										
Niños % Sat o2										
Frecuencia respiratoria adulto (respiraciones por minuto)										
Frecuencia respiratoria niños (respiraciones por minuto)										
Presión arterial										

Sus síntomas: ¿Cómo se siente?

La mayoría de los planes de atención para COVID-19 se basan en el tipo de síntomas, la gravedad y la duración. **La sensación de fatiga o agotamiento profundos, confusión, debilidad, fiebre y dificultad para respirar son razones para buscar atención médica.** Es difícil recordar la gravedad o la duración de sus síntomas cuando se siente mal o está bajo estrés; si mantiene un registro esto le dará información importante a los trabajadores de la salud y lo ayudará a tomar decisiones informadas si necesita buscar atención médica. Además, el seguimiento de la mejoría de sus síntomas le ayudará a determinar cuándo puede finalizar su período de aislamiento de 10 días (mínimo) (consulte "Cuándo volver a la vida 'normal'" a continuación).

Mantenga un registro de sus síntomas (cómo se siente) día a día. Utilice nuestro rastreador de síntomas en el Capítulo 8: ¡Rastreador de síntomas!

Registre sus sintomas en una escala del 1 al 5: siendo 1 normal y 5 grave. (imprima dos copias y registre sus sintomas por 10 dias										
Sintoma	Dia 1 AM	Dia 1 PM	Dia 2 AM	Dia 2 PM	Dia 3 AM	Dia 3 PM	Dia 4 AM	Dia 4 PM	Dia 5 AM	Dia 5 PM
Fiebre subjetiva (S/N)										
Tos										
Dificultad en respirar/Dispnea										
Fatiga/ Malestar/ Dolor muscular										
Dolor de garganta										
Congestion nasal										
Diarrea/Nausea/vomito										
Otros sintomas										

Prevenir la propagación del COVID-19

En la medida de lo posible, permanezca en una habitación separada de otras personas en su hogar. Use también un baño separado y cúbrase al toser y estornudar.

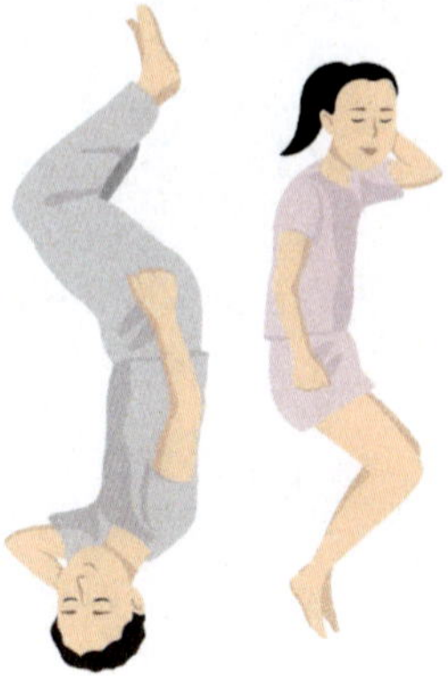

Si debe compartir un dormitorio:

- Abra las ventanas y encienda los ventiladores para que circule el aire.
- Coloque su cama lejos de las rejillas de ventilación de la habitación para que el aire que fluya a través suyo no propague el COVID-19 a otras personas.
- Evite compartir la cama con otras personas. Duerma de la cabeza a los pies si hay poco espacio.
- Mantenga las camas separadas por lo menos 6 pies (2 metros), si es posible.

- Cuelga una cortina u otro separador físico para separar su cama de las demás, una cortina de plástico para ducha funcionará.

Si debe compartir un baño:

- Desinfecte las superficies expuestas después de cada uso.
- Ponga una tableta de blanqueador de acción prolongada en el tanque del inodoro.
- Cierre la tapa del inodoro antes de descargar para minimizar el rocío de la taza del inodoro. El COVID-19 se encuentra en las heces y las partículas se esparcen por el aire.

Comidas:

- No ayude a preparar la comida.
- Manténgase fuera de la cocina. ¡No lave los platos!
- Coma por separado de los demás, preferiblemente en su habitación de aislamiento.
- Trate de usar platos, utensilios y vasos desechables. Colóquelos en la bolsa de su propio bote de basura cubierto. Cuando esté lleno, amarre la bolsa y asegúrese de colocarla directamente en el exterior de su casa.

Lavandería:

- Sus toallas, sábanas y ropa pueden ir en una lavadora y secadora normal.
- Lave su propia ropa si es posible. Use una mascarilla y guantes cuando manipule artículos sucios.
- Manipule los artículos con cuidado para evitar la liberación de partículas del COVID-19 al aire.

Su estrategia de respuesta

Quienes se enferman con el virus COVID-19 se sienten muy mal. Puede ser mucho peor que la influenza, con fiebre muy alta, tos espantosa, dolor de pecho, y dolores corporales intensos. La gente también se siente agotada. Anticipe los síntomas tomando medicamentos con regularidad y bebiendo muchos líquidos. Es más fácil mantener baja la fiebre y calmar la tos que aliviar una fiebre alta o un terrible ataque de tos. Las técnicas de respiración y posicionamiento a continuación también son formas importantes de mantener la función pulmonar en su mejor rendimiento.

Medicamentos

Los medicamentos pueden ayudar a mejorar sus síntomas y pueden evitar que su infección por COVID-19 empeore, pero ninguno de estos medicamentos es curativo. ¡Ahora mismo, la única cura es el tiempo!

A continuación, se muestran algunos medicamentos que puede tomar para **hacer que la infección sea menos grave**:

- La vitamina D puede ayudar a prevenir la neumonía.
    - Tome una dosis de 20,000 UI diarias durante 3 días, luego tome 2000 UI diarias hasta que se sienta mejor. IU significa Unidades Internacionales y es diferente de mg (miligramos). Las UI son unidades de dosificación para ciertas vitaminas, incluida la vitamina D, y se enumeran en la etiqueta del frasco.
    - NOTA. ¡No tome más vitamina D que la dosis indicada aquí!
- El zinc puede ayudar a prevenir que el COVID-19 ingrese a sus células.

  - Tome una dosis de 20 mg al día durante 2 semanas o hasta que se sienta mejor.
- La vitamina C puede ayudar a prevenir y combatir el COVID-19.[58]
  - Las formulaciones varían, así que siga la dosis del paquete hasta 1000 mg al día.
  - La vitamina C también está disponible como un "complejo inmunológico" con vitamina D, zinc y otras vitaminas y minerales.

Aquí hay algunos medicamentos que puede tomar para **bajar la fiebre**:

- Acetaminofén (Tylenol, paracetamol):
  - La dosis para adultos es 650-1000 mg cada 4-6 horas. (¡La dosis de acción prolongada es más alta y eso está bien!)
  - NOTA. NO tome más de 4000 mg de acetaminofén por día.

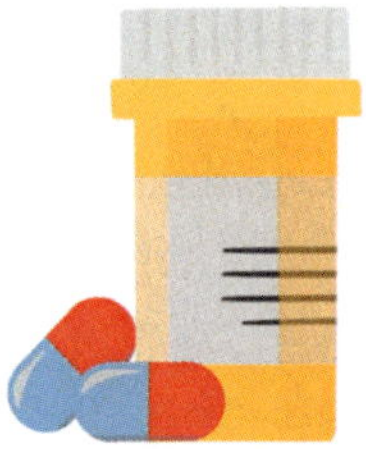

- Dosis alternas de ibuprofeno (Advil, Motrin):
  - **Si el acetaminofeno por sí solo no controla la fiebre, puede alternarlo con ibuprofeno. Tome uno u otro cada 4 horas.**
  - La dosis para adultos es de 600 mg cada 8 horas.
  - La dosificación de los niños se basa en la edad y el peso. Verifique el empaque para ver las instrucciones de dosificación.
  - NOTA. El ibuprofeno puede causar irritación del estómago (gastritis). Para proteger su estómago, tome ibuprofeno con alimentos y/o agregue un bloqueador de ácido, como famotidina (Pepcid). Los adultos y

[58] National Institutes of Health, *Vitamin C*, n.d.

los niños que pesen 40 kg (90 libras) o más pueden tomar 20 mg 2 veces al día, por la mañana y antes de acostarse, hasta por 6 semanas. Revise la etiqueta para ver las dosis de otros medicamentos bloqueadores de ácido.

Estos son algunos medicamentos que puede tomar para **mejorar la tos y la congestión**:

- Guaifenesina (Mucinex, Robitussin):
  - Estos medicamentos aflojan la mucosidad.
  - La dosis para adultos (liberación inmediata) es de 100-400 mg cada 4 horas.
  - La dosis para adultos (liberación prolongada) es de 600-1200 mg cada 12 horas.
  - NOTA. NO tome más de 2.4 g (2400 mg) de guaifenesina por día.
- Dextrometorfano (Delsym, Robitussin DM, Nyquil):
  - Estos medicamentos son supresores de la tos, que se suelen utilizar durante la noche.
  - La dosis para adultos es 10-20 mg por vía oral cada 4 horas.
  - No tome más de 120 mg de dextrometorfano al día.
  - NOTA. NO le dé dextrometorfano a un niño menor de 4 años.
- Pastillas para la tos:
  - Estas pueden aliviar la irritación de la nariz y la garganta.
  - Elija sus sabores favoritos.
- Pseudoefedrina (Sudafed):
  - La dosis para adultos es 30-60 mg cada 4 horas, o menos según sea necesario para la congestión nasal.
  - La dosificación para los niños se basa en la edad y el peso. Verifique el empaque para ver las instrucciones de dosificación.

NOTA. Un humidificador de vapor puede ayudar a mantener la garganta y las vías respiratorias superiores húmedas y cómodas. Si se usa vapor tibio, mantenga la máquina alejada de su área de dormir para evitar quemaduras. Intente llenar el lavabo del baño con agua caliente y unas gotas de un aceite esencial de su elección (como eucalipto). Siéntese, coloque una toalla sobre su cabeza y el lavabo, respire profundamente y relájese durante unos minutos.

Fluidos

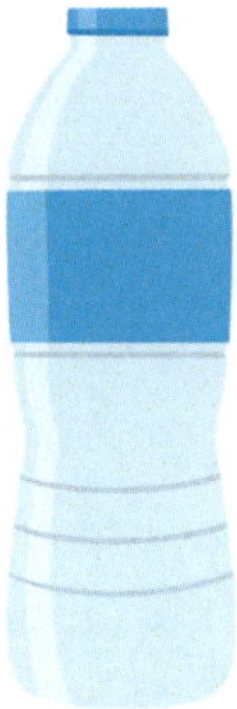

Beba muchos líquidos. Mantenerse hidratado ayudará a mantener sueltos los fluidos de los pulmones y facilitar la expulsión al toser. El té de miel y limón y los caldos salados con ajo también tienen efectos antiinflamatorios. Estar bien hidratado también le ayudará a sentirse mejor en general. La regla del atleta: ¡Mantenga su orina de color amarillo claro! Cualquier líquido claro (sin alcohol) que le parezca bien está bien.

Aquí hay un cálculo para la hidratación: Como referencia, beba la mitad de su peso corporal en onzas de agua al día. Entonces, si pesa 200 libras (91 Kg), necesita 100 oz (3 litros), o al menos 12 tazas, para mantenerse hidratado. Si está enfermo, usted necesita beber hasta ⅔ de su peso corporal en onzas. En este ejemplo sería alrededor de un galón (128 onzas) de líquido. Su cuerpo necesita líquidos para combatir las infecciones y compensar las pérdidas de líquidos causadas por la tos, la fiebre y el esfuerzo al respirar. Mantenga un vaso lleno de agua y lo que le sepa mejor junto a su cama. Tome un gran sorbo cada 5 minutos o al menos 2 tazas cada hora mientras esté despierto. La ingestión constante de líquidos funciona mejor que tomar una botella completa ocasionalmente. Pedialyte, bebidas deportivas, paquetes de vitaminas efervescentes o una rodaja de limón en el agua pueden ayudar con el sabor y la hidratación.

Fortalezca su cuerpo y su sistema inmunológico

Un sistema inmunológico fuerte lo ayuda a combatir y recuperarse del COVID-19.

- Coma alimentos saludables como pescado graso, frutas y verduras e ¡incluya sus alimentos reconfortantes favoritos!
- Coma alimentos que fortalezcan su sistema inmunológico como el jengibre, el ajo y la cúrcuma.
- Descanse todo lo que le sea posible, duerma al menos de 7 a 8 horas cada noche.
- Pase al menos 15 minutos bajo el sol todos los días para ayudar a su cuerpo a producir vitamina D (cuanto más oscura sea su piel o tenga más edad, necesitará más tiempo bajo el sol).
- No fume, evite beber demasiado alcohol. Vea el Capítulo 2: ¡Ay! para obtener información sobre cómo dejar de fumar.

Posicionamiento

Muévase para mantener los pulmones llenos de aire. Los cambios de posición pueden ayudarle con la respiración. La mayor parte de sus pulmones se encuentra en la parte posterior de su cuerpo, por lo que cuando se acuesta boca abajo, sus pulmones pueden recibir más oxígeno.

Duerma boca abajo si es posible. Coloque algunas almohadas debajo de las caderas cuando esté boca abajo.

Puede sentir que todo lo que puede hacer es estar acostado en la cama, ¡pero en realidad requiere más esfuerzo respirar mientras se está acostado! Intente descansar en diferentes posiciones y siga moviéndose. Establezca una rutina para recordar que debe moverse. Por ejemplo, levántese durante 10 minutos después de cada episodio de 30 minutos de su programa de televisión favorito. Los movimientos suaves realmente pueden ayudar con la respiración. Intente caminar por su habitación, levantar los brazos por encima de la cabeza y estirar y girar lentamente la parte superior del cuerpo.

El drenaje postural libera el líquido de los pulmones. Pase varios minutos en cada posición. Empiece tan pronto como tenga algún síntoma respiratorio.

- **Espalda**: Acuéstese con 2-3 almohadas debajo de las caderas para que su estómago esté más alto que su pecho. Descanse los brazos a los lados e inhale por la nariz y exhale por la boca. Intente exhalar durante más tiempo del que inhala.
- **Lados**: Acuéstese de costado con 2 o 3 almohadas debajo de su estómago para que su pecho esté más bajo que sus caderas. Inhale por la nariz y exhale por la boca. Intente exhalar por más tiempo del que inhala. Cambie de lado.
- **Estómago**: Acuéstese boca abajo con 2-3 almohadas debajo del estómago para levantarlo por encima del pecho. Descanse los brazos junto a la cabeza e inhale por la nariz y exhale por la boca. Intente exhalar durante más tiempo del que inhala.

Si tiene mucha congestión en los pulmones, busque el consejo de un médico, es posible que necesite una evaluación adicional.

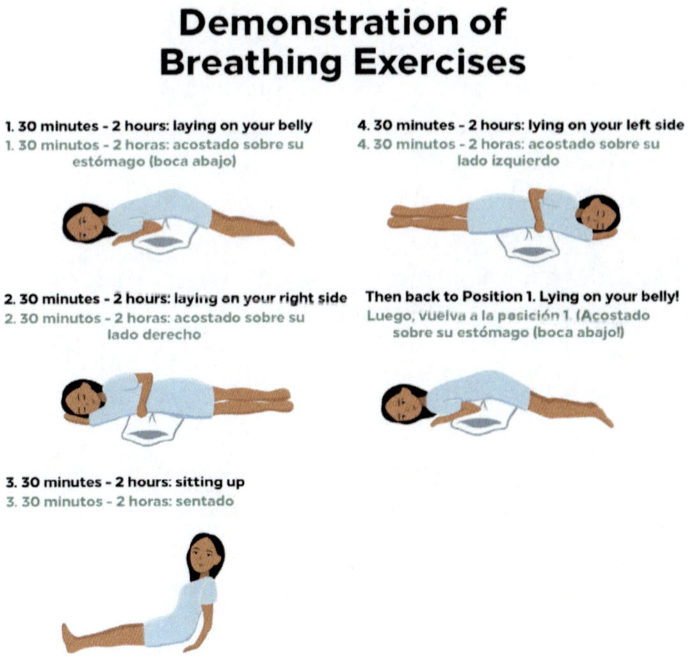

Ejercicios de respiración

Empiece a hacer ejercicios de respiración ahora, incluso si no tiene dificultad para respirar ni dolor al respirar. Una respiración es 1 inhalación y 1 exhalación. Esto ayudará a evitar que se acumule líquido en los pulmones. Haga estos ejercicios de respiración durante 10 a 15 minutos, al menos 2 o 4 veces al día. Cuanto más practique, más fáciles se volverán y mejor le harán sentir. Para todos los ejercicios, respire por la nariz; así limpia, calienta, y humedece el aire inhalado. Los ejercicios de respiración también son calmantes y pueden ayudar con la ansiedad.

Sienta su respiración. También llamada respiración del vientre o del diafragma:

- Siéntese o acuéstese en una posición cómoda. Pon tus manos en la parte inferior de tu caja torácica, donde pueda sentir sus costillas y su vientre.
- Respire por la nariz y sienta que todos sus pulmones se llenan de aire tanto en la parte delantera como en la trasera. Exhale por la nariz o la boca. Sienta cómo su vientre y costillas se elevan al inhalar y caen al exhalar.

Respiración con los labios fruncidos, esto ayuda a hacer más lenta la respiración y a expandir los pulmones:

- Respire por la nariz y llene los pulmones, contando mientras inhala.
- Al presionar los labios, exhale a través de un pequeño espacio entre los labios, como si fuera a apagar una vela. Cuente y haga que la exhalación dure más que la inhalación (por ejemplo, 4 conteos hacia adentro, 6 conteos hacia afuera).

Respiración profunda, esto abre el pecho y puede ayudar a aliviar la congestión en los pulmones:

- Respira lenta y suavemente al respirar profundamente.
- Respire lenta y profundamente por la nariz.
- Aguante la respiración durante 2 o 3 segundos antes de exhalar suavemente, como un suspiro. Haga esto de 3 a 5 veces.

Resoplando, esto ayuda a eliminar la congestión de los pulmones:

- Inhale normalmente y luego exhale rápidamente y con fuerza por la boca hasta que sienta que sus pulmones están vacíos.
- Abre bien la boca. Su respiración al salir hará un sonido "huff."

- Repite esto varias veces. Si escucha un crujido cuando resopla, una tos suave puede ayudarlo a despejar la congestión.

Para obtener más ejercicios de respiración, consulte las Guías de Salud de Hesperian[59] y la American Lung Association.[60]

Cuando volver a la vida "normal"

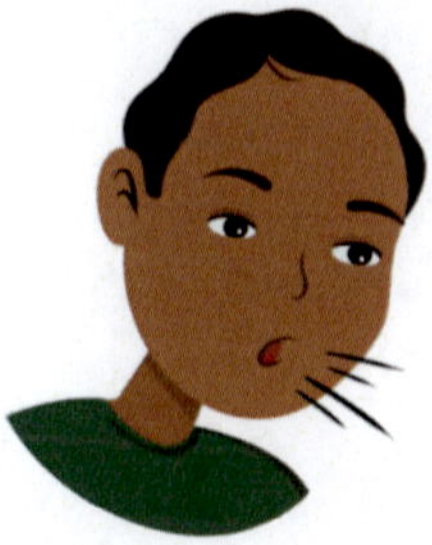

- **Las personas con COVID-19 que tienen síntomas** pueden interrumpir el aislamiento en las siguientes condiciones:[61]
  - Han pasado al menos 10 días desde la aparición de los síntomas **y**
  - Han pasado al menos 24 horas sin fiebre sin haber usado medicamentos antifebriles **y**
  - Otros síntomas han mejorado.
- **Las personas que tienen una prueba respiratoria positiva del COVID-19 pero que nunca desarrollan síntomas de COVID-19** pueden interrumpir el aislamiento cuando:
  - Hayan pasado al menos 10 días desde la prueba confirmada **y**
  - NO hayan desarrollado síntomas.
- **Ya no se recomiendan las pruebas negativas para demostrar la recuperación.**

Inmunidad

Nadie sabe si desarrollamos inmunidad al COVID-19 o cuánto podría durar. Si bien el cuerpo generalmente produce algunos

[59] Hesperian Health Guides, *COVID-19: Breathing*, n.d.
[60] American Lung Association, *Breathing Exercises*, May 27, 2020
[61] CDC, *Ending Home Isolation*, July 20, 2020

anticuerpos protectores después de contraer COVID-19, se desconoce si todos los pacientes desarrollan alguna respuesta protectora a largo plazo. Si ha tenido COVID-19, aún puede volver a tenerlo. ¡Siga usando su mascarilla y siga las prácticas de prevención diarias incluso después de que se recupere! Algunas personas recaen, así que esté atento a los síntomas nuevos o recurrentes durante varias semanas.

¡HURRA! ¡LO HICISTE!

Lo lograste y tienes una gran historia que contar. Según el CDC y la OMS, una vez que se recupere, puede volver de manera segura a la "nueva normalidad" de interacción con el distanciamiento social y las mascarillas. Esto incluye el trabajo, el juego y la vida familiar. Si se ha aislado con éxito y ha evitado enfermarse más, ¡hizo su trabajo!

Recuerde **vacunarse contra la influenza** tan pronto como esté disponible, seguro no quiere volver a enfermarse pronto. Muchos síntomas de COVID-19 se superponen con los síntomas de la influenza, por lo que la inmunidad creada por la vacuna ayudará a evitar confusiones en caso de que se enferme.

Ahora que se encuentra bien, **puede donar plasma de convalecencia** para ayudar a otros pacientes con COVID-19. ¡Este acto heroico es como donar sangre! Consulte con su banco de sangre local para registrarse. Luego, con una prueba de PCR COVID-19 negativa (hisopo o saliva) y tal vez una prueba de anticuerpos (análisis de sangre, pinchazo o prueba de laboratorio), se extrae una pequeña bolsa de sangre por vía intravenosa en el brazo. En un laboratorio la sangre se "centrifuga". Los glóbulos rojos, más pesados por el hierro que contienen, se mueven al fondo de la bolsa, dejando un líquido transparente llamado plasma. Su plasma contiene sus anticuerpos: células valiosas que su cuerpo produjo mientras luchaba contra el COVID-19. Cuando este plasma se administra por vía intravenosa a una persona hospitalizada con COVID-19, se ha demostrado que ayuda a su sistema inmunológico a combatir la tormenta de citocinas del COVID-19 para que ellos también puedan recuperarse.[62]

¡Qué regalo!

Muy bien, ya sabe qué hacer si usted SE enferma, por lo que ahora vamos a hablar de qué hacer si un ser querido, amigo o compañero de cuarto se enferma. En el próximo capítulo, veremos cómo cuidar a alguien que su prueba salió positiva por COVID-19.

[62] National Institutes of Health, *Potent antibodies found in people recovered from COVID-19*, June 30, 2020.

Capítulo 5

¡AYUDA! ESTOY CUIDANDO A ALGUIEN CON COVID-19 CONTENIDO DEL CAPÍTULO 5

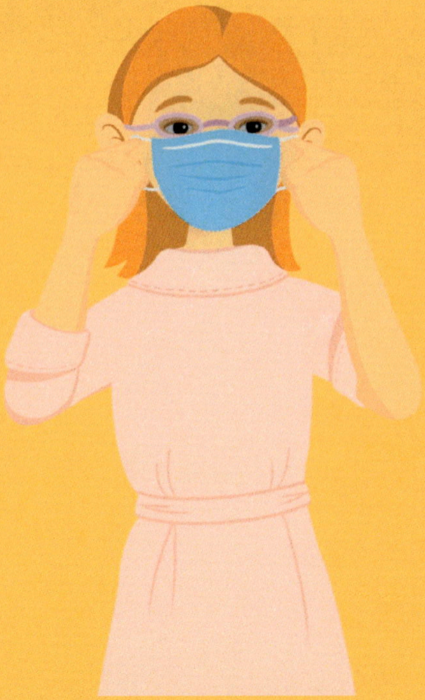

¡FELICIDADES! ¡AHORA ES USTED UN PROVEEDOR DE ATENCIÓN MÉDICA!

Cuidar a alguien que está enfermo de COVID-19 no es fácil. A continuación, se ofrecen algunos consejos sobre cómo cuidar a una persona enferma sin dejar de protegerse usted mismo y a los demás en su hogar. **Busque atención médica para su "paciente" si usted comienza a sentirse abrumado(a).** Explore sus opciones de atención médica ahora, antes de que las necesite. Establezca contacto con el proveedor de atención médica y manténgase en contacto con su sistema de apoyo personal. Recuerde que ahora se encuentra en una situación de alto riesgo. Utilice las recomendaciones del Capítulo 2: ¡Ay! para protegerse.

Para empezar

Consulte los otros capítulos del MANUAL DEL CORONAVIRUS DE *ONE GOOD TURN* para desarrollar un "plan de atención" basado en cómo se sienta su paciente. Lea el Capítulo 4: ¡Oh No! para aprender sobre medicamentos, síntomas, pautas y recursos sobre cómo cuidar a los pacientes con síntomas leves hasta síntomas más graves. Necesitará los capítulos de ¡Ay! Y ¡Ayuda! Para monitorear a la persona enferma mientras protege a los demás en su hogar. Imprima la tabla de rastreador de síntomas si es posible.

Aislar a la persona enferma

Aísle a la persona enferma en su hogar en cuanto aparezca el primer síntoma, incluso si aún no se ha hecho la prueba del COVID-19. El paciente debe permanecer en un cuarto separado lo más lejos posible de otras personas en el hogar. También deben usar un baño separado si hay uno disponible. Haga que la persona enferma use una mascarilla durante los pocos momentos en que pueda estar cerca de otras personas en la casa y siempre que salga de su habitación. Así se evitará que el virus COVID-19 infecte las superficies de su

hogar. Asegúrese de que su nariz y boca estén cubiertas en todo momento.

Acomode el cuarto para que sea cómodo para enfermos (un "cuarto de cuarentena") donde la persona con COVID-19 pueda pasar su tiempo separada de los demás. Una habitación al final de un pasillo o lejos de la sala principal sería genial. Lleve las cosas de su paciente que le proporcionarán comodidad a la habitación; ¡estarán allí por algún tiempo! Si hay una rejilla de extracción de aire en la habitación (no por donde sale el aire), cúbrala.

El cuarto debe tener:

- Enchufes para teléfonos y dispositivos electrónicos
- Un televisor y/o una computadora, si es posible
- Una ventana o puerta exterior para ventilar el cuarto
- Una botella de agua y un vaso solo para el paciente
- Pañuelos y toallas de papel
- Toallitas y suministros de limpieza de superficies
- Suministros de higiene personal como un cepillo de dientes, toallitas para la cara, un cepillo para el cabello, etc. (Imagínese que está empacando para un viaje.)
- Un baño designado sólo para la persona positiva del COVID-19, si es posible (Si no lo es, mantenga muchos productos de limpieza en el baño.)
- Un bote de basura forrado con una bolsa de basura
- Una cesta para ropa de cama y ropa normal
- Mantas, almohadas, toallitas y toallas adicionales
- Una hielera (opcional)
- Y cualquier otra cosa que se le ocurra mientras prepara la habitación

NOTA. Si vive en un hogar donde viven muchas personas y cree que su paciente puede infectar a más personas, una opción podría ser averiguar si hay una instalación de cuarentena de COVID-19 disponible en su comunidad. Por lo general, son gratuitos y las administra el departamento de salud local.

La persona enferma debe quedarse en casa excepto para recibir atención médica. Llame a su proveedor médico antes de ir a una cita en persona para recibir instrucciones especiales para pacientes con COVID-19.

Si el paciente tiene que compartir el dormitorio:

- Cuelgue una cortina o cortina de ducha, o ponga un divisor físico para separar la cama de la persona enferma.
- Abra las ventanas y encienda los ventiladores para que circule el aire.
- Mantenga la cama del enfermo alejada de las rejillas de ventilación del cuarto para que el flujo de aire no propague el virus.
- Mantenga 6 pies (2 metros) entre las camas, si es posible.
- Si el espacio es muy reducido, duerma de la cabeza a los pies.

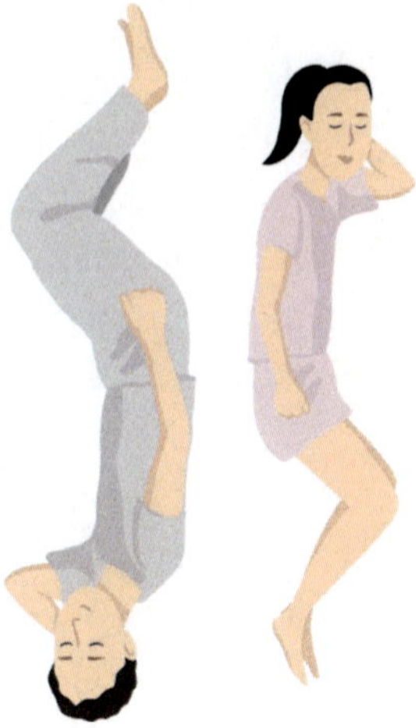

Si el paciente tiene que compartir baño:

- Haga que su paciente use una mascarilla en el baño.
- Desinfecte las superficies expuestas después de cada uso.
- Ponga una tableta de blanqueador de acción prolongada en el tanque del inodoro.

- Cierre la tapa del inodoro antes de descargar para minimizar el spray del inodoro. ¡El COVID-19 se encuentra en las heces y las partículas se esparcen por el aire!

Comidas

- Su paciente no debe ayudar a preparar la comida y debe mantenerse alejado de la cocina.
- Use platos, utensilios y vasos desechables, ¡facilitará las cosas! La persona puede tirarlos en la basura de su cuarto de cuarentena y la bolsa llena se sacará directamente al exterior de la casa.
- Deje un bote de basura forrado con una bolsa de plástico en la habitación de la persona enferma. Use guantes desechables y una mascarilla cuando retire las bolsas de basura o manipule la basura.
- Si lava los platos, use un lavaplatos, o agua caliente y jabón. Use guantes mientras toca los platos usados y lávese las manos durante al menos 20 segundos inmediatamente después.
- Su paciente debe comer separado de los demás. Es mejor que ellos coman en su cuarto de cuarentena; el tiempo que pasan comiendo sin mascarilla representa alto riesgo para los demás.
- Cuando le lleve comida a su paciente, déjela en la puerta y no se quede con su paciente mientras come. Esto puede parecer algo muy solitario, pero debe protegerse usted mismo y a los demás en su hogar. Comer es una actividad de alto riesgo. ¡Haga FaceTime durante las comidas familiares!

Lavandería

- Se pueden colocar las toallas, ropa y sábanas contaminadas en una lavadora y secadora normal.

- Use una mascarilla y guantes (si es posible) cuando maneje artículos sucios.
- Trate a los artículos con cuidado para evitar esparcir partículas de COVID-19 en el aire.
- No comparta artículos personales como ropa de cama, platos, utensilios, teléfonos o toallas.

Salir está bien siempre que:

- Su paciente esté solo o a más de 6 pies (2 metros) de distancia de los demás.
- Todo el mundo use una mascarilla.
- El contacto a distancia con los demás sea de menos de 15 minutos.
- Se limpien todas las puertas y superficies que pueda haber tocado su paciente.

Protegiendo a otros en la casa

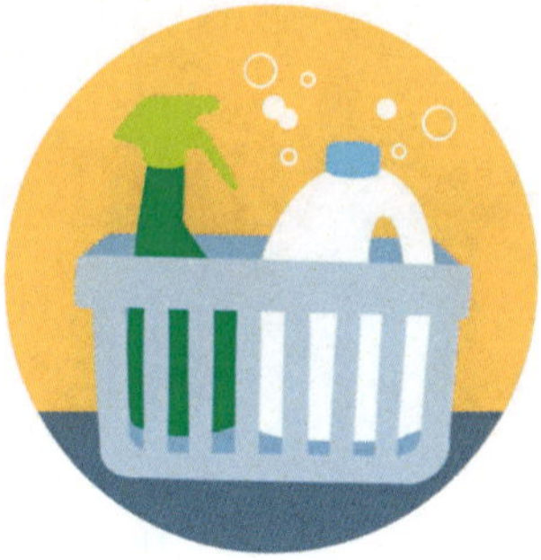

- Mejore la ventilación de su casa tanto como sea posible: abra ventanas y puertas con mosquiteros y encienda los ventiladores.
- Limpieza
    - Desinfecte los artículos reutilizables (por ejemplo, termómetros) entre usos con alcohol etílico al 70%.
    - Desinfecte las superficies que se tocan con frecuencia (por ejemplo, los picaportes de las puertas o las superficies del baño) con toallitas o aerosoles desinfectantes. Puede preparar su propia solución desinfectante con blanqueador casero de una concentración de hipoclorito de sodio del 5% al 6%, que es eficaz

contra los coronavirus.[63] Se requiere dilución para un uso apropiado y seguro. Vea el Capítulo 2: ¡Ay! para obtener instrucciones de dilución. ¡Use guantes cuando maneje el blanqueador!

- Otros limpiadores aprobados por la EPA[64] que se pueden usar para la desinfección incluyen: *Scrubbing Bubbles® Multi-Purpose Disinfectant*, *Fantastik®* All-Purpose Cleaner y *Clorox Bleach.*
- TENGA CUIDADO con el blanqueador "*low-splash*"; ¡no desinfecta COVID-19!
- La persona enferma puede limpiar su propio espacio de cuarentena si desea.
- Vea el Capítulo 2: ¡Ay! para muchos más consejos de limpieza.

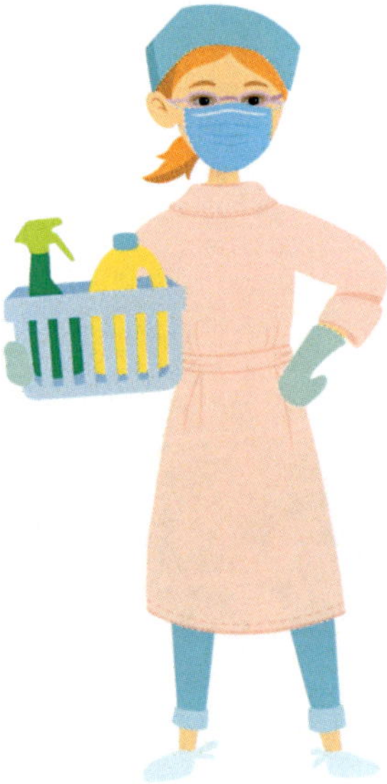

Mantenerse saludable

No se olvide de protegerse y proteger a las personas que lo rodean para evitar que se enfermen. Use una mascarilla mientras está con su paciente para evitar contraer COVID-19; use una mascarilla alrededor de otras personas porque usted ha estado expuesto al COVID-19; y use una mascarilla cuando limpie para no contraer COVID-19 de las superficies. ¡Sí, eso es casi todo el tiempo! Esto, junto con lavarse las manos con frecuencia con agua y jabón durante al menos 20 segundos, lo ayudará a protegerse a usted mismo y a los demás. Repase el Capítulo 2: ¡Ay! para conocer otras formas de

[63] CDC, *Cleaning Your Home*, May 27, 2020

[64] EPA, *List N: Disinfectants for Use Against SARS-CoV-2 (COVID-19),* July 30, 2020

mantenerse saludable mientras da atención a su paciente con COVID-19.

Cómo utilizar su equipo de protección personal:

- Guarde el Equipo de Protección Personal (EPP) en un lugar especial justo fuera del cuarto de cuarentena y póngaselo antes de entrar a la habitación de la persona enferma. (EPP incluye: mascarilla, guantes de cocina, lentes de seguridad o de sol, gorro, una bata protectora o albornoz al revés, y tal vez, los zapatos cubiertos de plástico.) Necesitará al menos 2 cambios de EPP para intercalar el limpio con el que esté lavando.
- Quítese el EPP inmediatamente después de salir de la habitación de la persona enferma y limpie o deseche adecuadamente los artículos usados de una de estas maneras:
    - Cubra con cuidado y saque los artículos hasta afuera para desinfectarlos después de haber tenido contacto con su paciente. Lleve una mascarilla mientras desinfecta los artículos. Deje el EPP expuesto a la luz solar directa durante al menos 2 horas.
    - Lave y seque su EPP en la lavandería.
    - Coloque en bolsas lo que no pueda lavar y tírelo en contenedores de basura externos.
    - Lávese las manos con jabón durante al menos 20 segundos después de ponerse el EPP e inmediatamente después de quitárselo. (Obtenga una buena crema para sus manos - ¡la necesitará y se la merece!)
    - Recuerde no tocarse la cara mientras limpia.

Su papel como cuidador

Su objetivo principal es apoyar a la persona enferma mientras usted se mantiene seguro. Ese es un gran trabajo. (**Puede que sea**

elegible para que se le pague este tiempo fuera de su trabajo; consulte con su empleador.) Recuerde que cualquier persona que haya estado en contacto con una persona infectada con COVID-19 a una distancia de menos de 6 pies (2 metros) durante más de 15 minutos a la vez se considera un contacto y ¡Debe ponerse en cuarentena durante 14 DÍAS después de la exposición! Mantenga sus encuentros breves pero frecuentes. Use el teléfono, FaceTime e incluso simplemente hablando por la puerta para comunicarse regularmente con su paciente. Lea el Capítulo 4: ¡Oh No! para obtener detalles sobre **estas medidas de cuidado**:

- Asegúrese de que el paciente se mantenga al día con los medicamentos que tomaba regularmente antes de contraer COVID-19.
- Registre cualquier medicamento que tome. Utilice nuestro rastreador de síntomas en el Capítulo 8: ¡Rastreador de síntomas!.
- Asegúrese de que su paciente beba muchos líquidos. Mantenerse hidratado ayudará a mantener sueltos los fluidos de los pulmones y facilitar la expulsión al toser.
- Anime a las personas enfermas a:
  - Mantenerse lo más activo posible (hacer ejercicio y moverse suavemente, salir, etc.)
  - Hacer ejercicios de respiración y cambiar de posición (vea el Capítulo 4: ¡Oh No!)
  - Descansar tanto como sea necesario
  - Comer saludablemente - ¡incluya sus comidas reconfortantes favoritas!
- Mantenga un registro de los signos vitales y síntomas del paciente. Pase al Capítulo 4: ¡Oh No! Para tener todos los detalles.
  - Consiga un termómetro para medir su temperatura.
  - Registre su frecuencia respiratoria: Use un reloj o temporizador para contar el número de respiraciones que el paciente hace en 30 segundos y multiplique ese

número por 2. (Una respiración es 1 inhalación y 1 exhalación.) Haga esto cuando esté relajado, tal vez mientras ve la televisión.
    - Si tiene un oxímetro de pulso, mida el porcentaje de saturación de oxígeno del paciente en su segundo o tercer dedo.
- Vigile a su paciente para detectar signos de advertencia y síntomas que empeoran.
    - NOTA. El octavo día de la infección es el día en que suceden la mayoría de las hospitalizaciones. Esté atento a los síntomas de su paciente entre el séptimo y décimo día.
    - ¡Esta es una gran responsabilidad! Si está preocupado, busque atención médica antes en lugar de esperar. La telesalud (atención médica por teléfono o chat de video) puede ser muy útil.

- **Vaya a la sala de emergencias para recibir atención médica inmediata si su paciente:**
    - Ha aumentado o empeorado la falta de aliento o tiene dificultad para respirar
    - No puede decir una oración sin respirar entre palabras
    - Ha experimentado un aumento del dolor al respirar
    - Desarrolla dolor abdominal o dolor en el pecho
    - Tiene una saturación de oxígeno del 96% o menos (el 95% es el umbral de admisión en la mayoría de los hospitales)
    - Está confundido o actúa de manera diferente que normal
    - No puede permanecer despierto
    - Tiene un tinte azul en los labios o la cara
    - Tiene una nueva erupción, especialmente en los dedos de los pies
- Administre al paciente tanto medicamentos habituales como medicamentos para aliviar los síntomas.

- NOTA. Los medicamentos pueden ayudar a mejorar los síntomas o pueden evitar que la infección por COVID-19 de la persona empeore, pero ninguno de estos medicamentos es curativo. ¡La única cura es el tiempo! **Consulte la sección de medicamentos en el Capítulo 4: ¡Oh No! para conocer las dosis y los detalles.**
    - Algunos suplementos que pueden hacer que la infección sea menos grave incluyen:
        - Vitamina D, que puede ayudar a prevenir la neumonía.
        - Zinc, que puede ayudar a evitar que COVID-19 ingrese a las células.
        - Vitamina C, que puede ayudar a prevenir y combatir al COVID-19.[65]
    - Algunos medicamentos que pueden bajar la fiebre son:
        - Acetaminofén (Tylenol, paracetamol)
        - Dosis alternas de ibuprofeno (Advil, Motrin)
    - Algunos medicamentos que pueden mejorar la tos y la congestión son:
    - Guaifenesina (Mucinex, Robitussin)
    - Dextrometorfano (Delsym, Robitussin DM, Nyquil)
    - Pseudoefedrina (Sudafed)

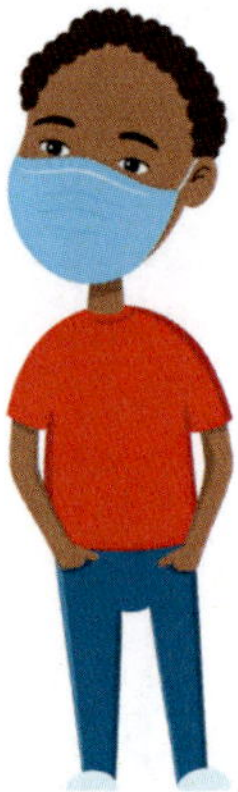

COVID-19 y niños

Cada día aprendemos más sobre cómo los niños se ven afectados por el COVID-19. Al principio, se pensaba que los niños no contraían esta enfermedad. Con el tiempo, hemos aprendido que, si bien los niños pueden ser menos susceptibles al COVID-19, aún pueden contraer el virus y pueden ser tan contagiosos como los adultos. La mayoría de los niños muestran pocos síntomas y

[65] National Institutes of Health, *Vitamin C*, n.d.

éstos son leves. Sin embargo, existen algunos casos de enfermos graves. ¡Todos los consejos en este manual aplican tanto a niños como a adultos!

¿Qué debo hacer si mi hijo(a) tiene síntomas?[66]

Si su hijo(a) tiene fiebre, tos u otros síntomas del COVID-19, **llame** a su médico o enfermera. Ellos pueden decirle qué hacer y si su hijo necesita ser visto en persona.

Si está cuidando a su hijo(a) en casa, el médico o la enfermera le dirán qué síntomas debe vigilar. Algunos niños con COVID-19 empeoran de repente después de haber estado enfermos durante aproximadamente una semana. El médico o la enfermera puede decirle cuándo llamar al consultorio y cuándo pedir ayuda de emergencia. Por ejemplo, debe obtener ayuda de emergencia de **inmediato** si su hijo(a) o bebé:

- Tiene dificultad para respirar
- Tiene dolor o presión en el pecho
- Tiene cara o labios azules
- Tiene dolor de estómago severo
- Actúa confundido o no como ellos mismos
- No puede despertarse o permanecer despierto

Si tiene un bebé y tiene problemas para alimentarse normalmente o parece menos alerta, llame a su médico de inmediato para que le aconseje.

Los estudios han demostrado que los niños pueden tener el virus COVID-19 tanto en la saliva como en las heces. Un estudio encontró una gran cantidad del virus COVID-19 en las heces y la

[66] CDC, *Frequently Asked Questions*, August 4, 2020

saliva de niños que tenían síntomas leves o estaban asintomáticos.[67] Esta puede ser una de las razones por las que los niños con COVID-19 son tan contagiosos. Los niños deben hacerse la prueba del COVID-19 si muestran síntomas o entran en contacto prolongado con alguien que haya dado positivo, al igual que los adultos. Deben ponerse en cuarentena si dan positivo o están enfermos.

El Síndrome Inflamatorio Multisistémico en Niños

Si bien, la mayoría de los niños tienen una forma leve de la enfermedad, existe el riesgo de que cualquier niño enfermo desarrolle una afección grave relacionada con el COVID-19 llamada el Síndrome Inflamatorio Multisistémico en niños (MIS-C[68]). Si no se trata rápidamente, esta inflamación puede dañar los vasos sanguíneos y los órganos de todo el cuerpo del niño. Es posible que se necesite atención médica cuidadosa, hospitalización y, a veces, incluso la Unidad de Cuidados Intensivos.

Lleve a su hijo al médico o vaya a la sala de emergencias si nota alguno de estos síntomas:

- Fiebre que dura más de 24 horas
- Dolor de estómago, vómitos o diarrea
- Dolor de cuello
- Erupción
- Ojos rojos o inyectados en sangre
- Enrojecimiento y/o hinchazón de los labios, lengua, manos o pies
- Fatiga extrema

[67] Han et al., *Viral RNA Load in Mildly Symptomatic and Asymptomatic Children with COVID-19, Seoul,* October 2020
[68] CDC, *Multisystem Inflammatory Disease in Children,* n.d.

Busque atención de emergencia si alguno de estos síntomas empeoran o si el niño tiene:

- Incapacidad para despertarse o permanecer despierto
- Respiración dificultosa
- Dolor en el pecho
- Nueva confusión
- Un tinte azul en los labios o la cara
- Dolor de estómago severo

Cuando volver a la vida "normal"

- **Las personas con COVID-19 que presentan síntomas pueden interrumpir la cuarentena si:**.[69]
  - Han pasado al menos 10 días desde la aparición de los síntomas **y**
  - Han pasado al menos 24 horas sin tener fiebre sin el uso de medicamentos antifebriles **y**
  - Otros síntomas han mejorado.
- **Las personas que tienen una prueba respiratoria positiva del COVID-19 pero que nunca desarrollaron síntomas del COVID-19** pueden interrumpir la cuarentena cuando:
  - Han pasado al menos 10 días desde la prueba confirmada **y**
  - NO se han desarrollado síntomas.
- Recuerde que **USTED, el cuidador, necesita una prueba de COVID-19** incluso si no tiene síntomas. Como contacto, debe estar en cuarentena. Es menos probable que las interacciones breves resulten en transmisión; sin embargo, los síntomas y el tipo de interacción (por ejemplo, si la persona infectada tose directamente en la cara de la persona expuesta) siguen siendo importantes.

---

[69] CDC, *Ending Home Isolation*, July 20, 2020

Todos los miembros del hogar deben someterse a la prueba del COVID-19 si estuvieron expuestos al paciente con COVID-19 de 2 a 3 días antes de que comenzaran los síntomas, si los hubiera.

Inmunidad

Nadie sabe cuánto dura la inmunidad al COVID-19. Si bien, el cuerpo puede desarrollar algunos anticuerpos protectores después de contraer el COVID-19, se desconoce si todos los pacientes desarrollan esta respuesta protectora y cuánto dura el efecto. Si ha tenido COVID-19, aún podría volver a tenerlo. ¡Siga usando su mascarilla y siga las prácticas de prevención diarias incluso después de que se recupere! Algunas personas recaen, así que esté atento a los síntomas durante varias semanas.

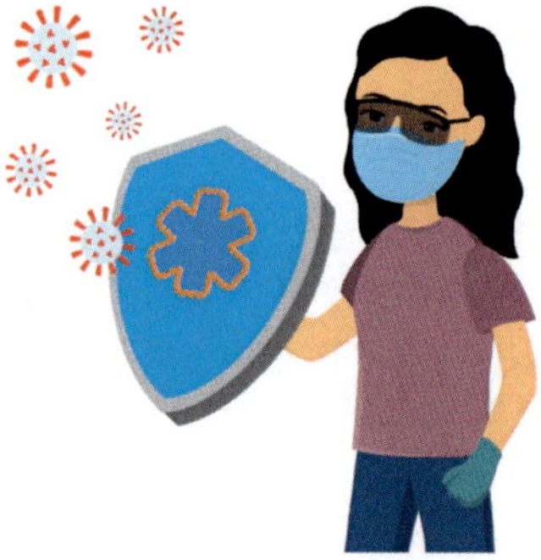

Recuerde hacer que la persona enferma bajo su cuidado reciba la **vacuna contra la influenza** tan pronto como esté disponible y se haya recuperado del COVID-19. Muchos síntomas de COVID-19 se superponen con los de la influenza, por lo que la inmunidad creada por la vacuna ayudará a evitar confusiones en caso de que se enfermen nuevamente.

¡GRACIAS! ¡Está haciendo un trabajo realmente importante! Es usted un HÉROE COVID y está manteniendo a muchas personas a salvo.

Cuídese, tómese un descanso y manténgase en contacto con familiares y amigos.

En el siguiente capítulo, vamos a proporcionar información para algunos otros héroes COVID: trabajadores esenciales. Siga leyendo para obtener más información sobre cómo mantenerse seguro y saludable en el lugar de trabajo.

Capítulo 6

¡TRABAJAR! ¿CÓMO VOY A MANEJAR ESTO? CAPÍTULO 6: CONTENIDO

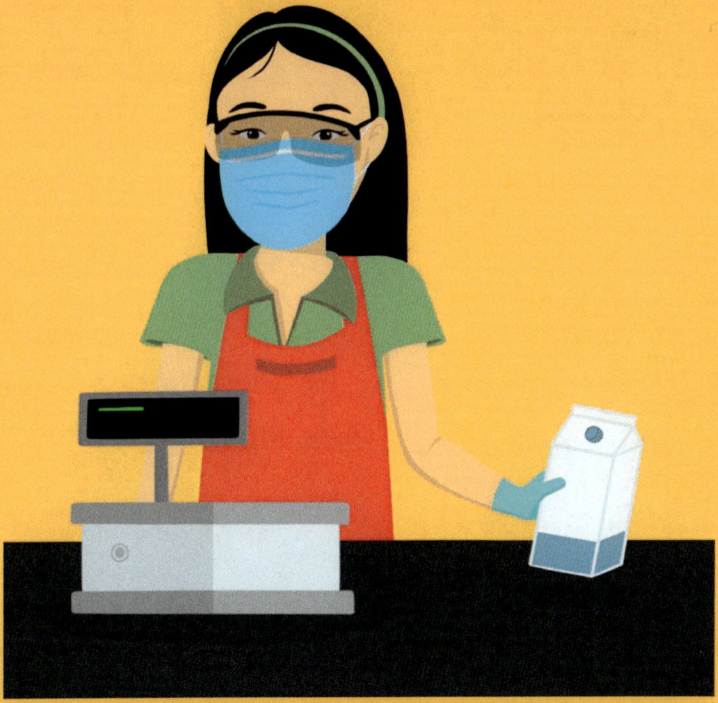

ENTONCES, TIENES UN TRABAJO REALMENTE DIFÍCIL.

Realmente ahora tienes dos trabajos: el trabajo habitual y el nuevo trabajo de mantenerse a salvo en el mundo COVID-19. Afortunadamente, la mayoría de los empleadores saben que comparten la responsabilidad de mantenerle seguro (si es un empleador y desea más información, no se preocupe - ¡hay una sección a continuación para usted!). El CDC también quiere que los trabajadores estén protegidos y han emitido muchas pautas para ayudarle a mantenerse seguro en el trabajo (puede consultar las pautas de su trabajo específico al final de este capítulo). Sin embargo, **su seguridad es, en última instancia, su responsabilidad**.

Hemos incluido muchas formas prácticas para ayudarle a mantenerse seguro para que pueda trabajar, cuidar a su familia y cuidarse a sí mismo. Esté atento a los consejos de otras fuentes, ya que se actualizan con regularidad. Este es un buen momento para compartir ideas y nos encantaría escuchar las suyas.

Los detalles sobre las mejores formas de evitar al COVID-19 se pueden encontrar en el Capítulo 2: ¡Ay! Utilice equipo de protección personal, mantenga limpias las manos y las superficies a su alrededor, y controle su entorno limitando el contacto con los demás.

A veces, al imaginarnos al COVID-19 como grandes bolas rojas con picos que hay que evitar, como si estuviera jugando un juego de video, hace que sea más fácil visualizar al virus para poder combatirlo. Limitar la exposición al virus es la clave para mantenerse a salvo. No se necesitan muchas partículas del virus para infectar porque se multiplican muy rápidamente dentro del cuerpo.

Hay algo más que las personas que trabajan fuera de casa deben saber. Los científicos sospechan que por cada persona diagnosticada con COVID-19, puede haber 10 más que tengan el virus.[70] Incluso antes de que desarrollen síntomas, estas personas pueden infectar a otras, como usted, que aún pueden enfermarse gravemente.

[70] CDC, *Telebriefing Update on COVID-19*, June 25, 2020

Entrar en contacto con muchas personas mientras está en el trabajo aumenta enormemente el riesgo de estar expuesto en comparación con alguien que se queda en casa. ¿Una forma de responder? **¡Actúe como si todos los que le rodean tuvieran COVID-19!**

Piense como un trabajador de la salud en una sala de COVID-19 en el hospital. Tienen una tasa más baja de contraer COVID-19 de lo esperado debido al uso obligatorio de mascarillas, de ropa y lentes protectores, y del lavado de manos.

¿Qué Equipo de Protección Personal debe usar?

Mascarillas

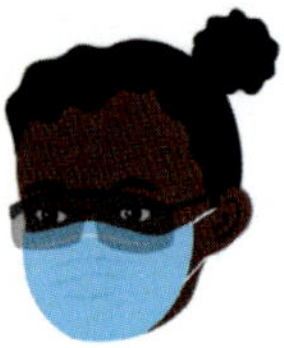

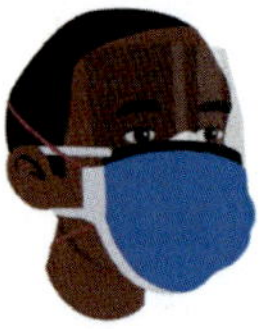

Para obtener información completa sobre las mascarillas, incluyendo los tipos diferentes y cómo hacer las suyas propias, lea la sección sobre mascarillas en el Capítulo 2: ¡Ay!

Como alguien que trabaja con otras personas, REALMENTE debería tener una buena mascarilla.

Nuestra nariz tiene 2 conjuntos de células en su interior, células caliciformes y ciliadas, que son puntos de entrada clave para el virus COVID-19. El COVID-19 se adhiere directamente a estas células y luego se multiplica exponencialmente y viaja hacia los pulmones. ¡Por eso es tan importante que su mascarilla cubra su boca y su nariz! Y sabemos que puede ser un hábito muy difícil de romper, pero **evite tocarse la cara** tanto como le sea posible, incluso cuando use una mascarilla. Esto es una forma muy importante de evitar infecciones.

El uso de una mascarilla NO debería afectar su capacidad para respirar y no debería causar una sobrecarga de dióxido de carbono (¡los cirujanos y enfermeras no se desmayan por falta de aire durante operaciones prolongadas!). El aire puede pasar a través de mascarillas quirúrgicas y de tela, mientras que las gotitas que transportan el virus se quedan fuera. Las personas con problemas respiratorios deben usar las mascarillas quirúrgicas y de tela en lugar de las mascarillas N95, que son más gruesas y pueden dificultar la respiración de estas personas (de todos modos las mascarillas N95 deben reservarse para los trabajadores de la salud que están trabajando al frente).

NOTA. Las mascarillas N95 requieren una "prueba de ajuste" especial para que se ajusten y se formen correctamente. Los trabajadores de la salud se realizan estas pruebas de ajuste antes de trabajar en los hospitales, sin una prueba de ajuste, ¡no sabrá si su N95 lo está protegiendo!

Cómo usar correctamente su mascarilla:

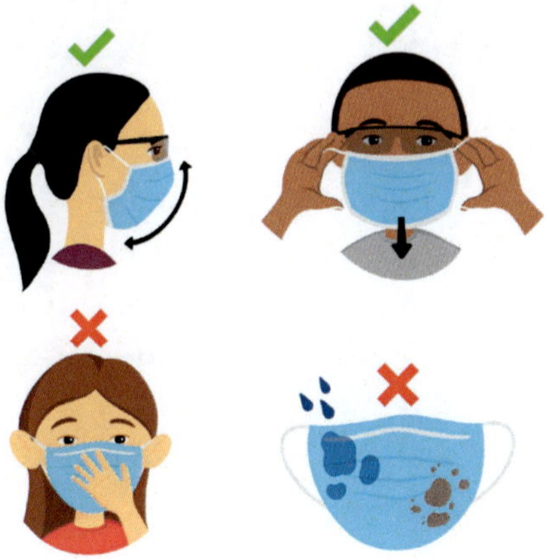

- Asegúrese de que la mascarilla cubra su cara desde la parte superior (puente) de la nariz hasta debajo de la barbilla.
- No deslice la mascarilla hacia arriba y hacia abajo de su cara, quítesela si no necesita usarla.
- No toque la parte delantera de su mascarilla; las partículas virales del COVID-19 pueden acumularse allí. Ajuste su mascarilla tirando hacia arriba de sus orejeras.
- **Las mascarillas pueden hacer que le de calor, especialmente cuando se está moviendo. Cámbiese la mascarilla si se moja, ensucia o está sudada. Lleve**

consigo una mascarilla adicional en todo momento mientras trabaja.

- Póngase la mascarilla antes de ponerse los guantes (en caso de necesitar guantes).
- Quítese la mascarilla agarrando los lazos, nunca la parte delantera, y tire de los lazos hacia afuera y lejos de su cara.
- Lávese las manos con agua y jabón durante al menos 20 segundos antes de ponerse la mascarilla y después de quitársela.
- Tenga varias mascarillas de tela si es posible.
  - Piense en sus mascarillas como accesorios de moda, ¡diviértase con ellas!
  - Cámbiela con frecuencia (incluso durante su turno) para asegurarse de que está usando una limpia.

Cómo cuidar sus mascarillas de tela:

- **Déjelas al sol (por ejemplo, en el tablero de su carro, no colgando de la palanca de cambios) entre usos, la luz solar descompone el virus COVID-19.**
- Lávelas regularmente con agua y jabón.
- Séquelas en la secadora, con secador de pelo o al sol.

¡NO reutilice las mascarillas quirúrgicas o N95 si se mojan! El filtro ya no funcionará.

NOTA. **Las mascarillas pueden afectar la parte inferior de su campo visual**, lo que dificulta ver lo que está frente a sus pies. Asegúrese de mirar hacia abajo cuando use escaleras, escaleras mecánicas o cuando camine por áreas desordenadas.

Lentes y protección ocular

Las gafas protectoras son un elemento de seguridad poco utilizado. Ellas pueden **evitar que las partículas del COVID-19 entren en sus ojos**. ¡Sí, los estudios muestran que la transmisión del

COVID-19 puede ocurrir a través de los ojos![71] La mayoría de los hospitales ahora requieren protección ocular para los empleados. Es una buena idea para todos. Vea el Capítulo 2: ¡Ay! para más información.

Para proteger sus ojos:

- No se toque ni la cara ni los ojos.
- **Use lentes protectores** (lentes de sol, lentes normales, lentes de seguridad o lentes protectores) junto con su mascarilla cuando esté en el trabajo o en público.
- Ajuste sus lentes moviendo las patas de los lentes en lugar de empujarlos hacia su nariz. Considere la posibilidad de usar correas para gafas para sujetarlas firmemente a su cabeza. También puede ajustar la mascarilla en la correa de las gafas para evitar la presión en las orejas.
- **Use un protector facial** si su situación laboral implica una posible exposición a aerosoles y salpicaduras (como limpieza de bares, restaurantes, clínicas, o estaciones de autobuses). También son útiles si tiene que estar muy cerca de otras personas (como en salones de manicura, preescolares, o profesiones de salud en el hogar). Si su empleador no le proporciona estos protectores faciales los puede conseguir en línea. También puede hacer su propio protector facial[72] con una botella de refresco transparente de 1 litro o muchos otros materiales plásticos transparentes, como los que se usan para la presentación de informes.
    - Los protectores faciales no reemplazan a las mascarillas, ¡siempre use una mascarilla debajo del protector facial!

[71] Dockery et al., *The Ocular Manifestations and Transmission of COVID-19: Recommendations for Prevention*, May 8, 2020

[72] Kehres, *UNC Chemistry Scholar Shows You How to Make a DIY Emergency Face Shield,* April 8, 2020

Cómo evitar que los lentes se empañen cuando se usa una mascarilla:

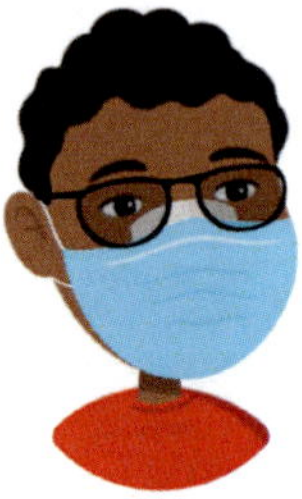

- Lave sus lentes con agua jabonosa, luego déjelos secar al aire sin enjuagar (esto funciona, ¡lo probamos!).
- Doble un pañuelo de papel y colóquelo en el puente de su nariz, debajo de sus gafas.
- Prueba toallitas suaves con alcohol hechas para lentes. Deje que los lentes se sequen antes de ponérselos para que no le ardan los ojos.

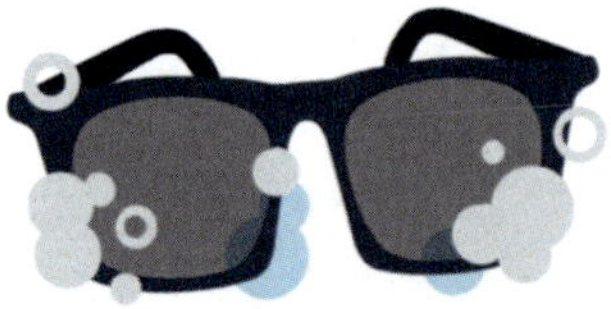

- Si se empaña mucho, es posible que la mascarilla no esté lo suficientemente ajustada en la parte superior por donde sale el aliento (¡lo que significa que pueden entrar partículas del virus!). Ajuste las correas y la pieza de la nariz. **Aunque la filtración funciona mejor cuando la mascarilla se ajusta bien en todas partes, si necesitará ajustar la mascarilla, es mejor aflojarla un poco en la parte inferior, debajo de la barbilla, que soltarla de la nariz.**

Guantes

Los guantes son una manera excelente de colocar una capa adicional entre usted y las superficies expuestas. Vea el Capítulo 2: ¡Ay! para obtener información completa sobre guantes de estilo médico, guantes de tela, guantes de cocina y las mejores formas de usarlos.

Prevención durante el trabajo

Lavarse las manos

Lávese las manos durante 20 segundos o use un desinfectante de manos durante 20 segundos. El CDC ha publicado estas pautas ocupacionales sobre el lavado de manos:[73]

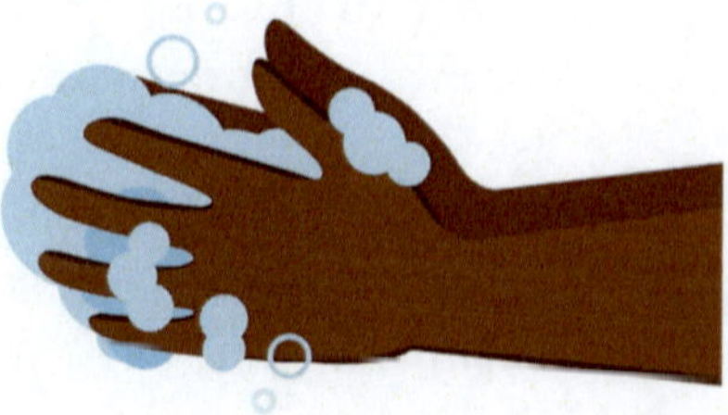

- Los momentos claves para lavarse las manos incluyen:
    - Antes, durante y después de preparar la comida
    - Antes de comer
    - Después de usar el baño
    - Después de sonarse la nariz, toser o estornudar
- Los momentos adicionales para lavarse las manos en el trabajo incluyen:
    - Antes y después de los turnos de trabajo
    - Antes y después de los descansos en el trabajo
    - Después de tocar superficies que se tocan con frecuencia
    - Después de interactuar con clientes que están visiblemente enfermos
    - Después de poner, tocar, o quitar la mascarilla de tela
    - Después de tocar objetos que han sido manipulados por los clientes, como utensilios, menús, vasos o basura.
    - Después de tocar superficies sucias como pisos, paredes, charolas, o equipos manchados

Incluso si usa guantes para estas actividades, **lávese las manos** con frecuencia. Los guantes también se ensucian por dentro.

[73] CDC, *When and How to Wash Your Hands*, n.d.

Consejos de *One Good Turn*:

- Lleve consigo un desinfectante de manos siempre para usarlo cuando no pueda lavarse las manos de inmediato.
- **Lleve su propio jabón, tal como lo hace con el desinfectante de manos**: corte una barra de jabón (que es más barato que el jabón líquido) y echa un trozo en una bolsa; llévelo junto con una pequeña toalla en una bolsa protegida que solo usted use. Ahora puede lavarse fácilmente la cara y las manos. Lave la toalla todos los días.
- Lleve consigo también una **crema espesa para las manos,** ¡las manos pueden agrietarse mucho con el lavado frecuente!
- Use guantes, especialmente si su trabajo implica limpiar superficies, o tocar personas, o artículos usados por varias personas. Los guantes de tela reutilizables están bien si se lavan con regularidad y son mucho más cómodos que los guantes de plástico o goma. Recuerde no tocarse la cara con las manos enguantadas.
- **¡Lávese las manos enguantadas! Incluso puede usar desinfectante de manos en los guantes.** Esta es otra forma de proteger su piel de los productos de limpieza y el virus.

Distanciamiento social

Manténgase a 6 pies (72 pulgadas, 2 metros) de distancia de todos.

- Su envergadura (la distancia desde la punta de los dedos medios cuando ambos brazos están extendidos) suele ser aproximadamente la misma que su altura, use su envergadura para ayudar a estimar una distancia de 6 pies (2 metros).
- Mida 6 pies (2 metros) de distancia desde el lugar donde trabaja y marque un lugar seguro para los demás.

- También puede usar una hoja tamaño carta de papel de cuaderno (que mide 8.5 x 11 pulgadas), 7 largos de papel es una buena distancia.

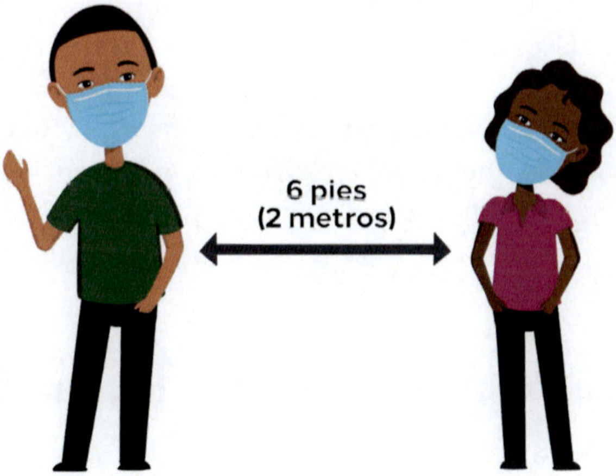

Utilice una barrera protectora.

- Si la distancia no está bajo su control, puede colocar una barrera protectora, como una ventana o plexiglás (a menudo llamado protector contra estornudos) entre usted y los clientes.
- Si trabaja en una caja registradora sin protección, intente usar plástico transparente para hacer su propio escudo. Recorte y cuelgue una cortina de ducha transparente. ¡También puede usar un protector facial!
- Recuerde lavar o cambiar su barrera protectora (usando guantes) al comienzo de cada día o turno.

Si tiene que trabajar en una multitud:

- Conozca y siga las pautas estatales o locales sobre el número o porcentaje de ocupación que es permitido para un salón. **Es posible que usted sea el que note que hay demasiadas**

personas reunidas. Pídale a su jefe o empresa que elabore y publique una política para que los empleados puedan protegerse de manera segura a sí mismos y a la empresa. De esta manera se evitarán multas y clausuras de la empresa.

- La música de fondo combinada con mucha gente lleva a que el volumen al hablar aumente y, junto con esto, las partículas y gotitas virales se proyectan más fuertes y más lejos. **Considere bajar el volumen de la música para permitir que las personas hablen más silenciosamente.**
- Limpie con frecuencia, mientras usa protección. Considere usar un protector facial sobre su mascarilla mientras está en el trabajo.

Limpieza y desinfección del lugar de trabajo

Recuerde limpiar y desinfectar rutinariamente las superficies que se tocan con frecuencia: como estaciones de trabajo, cajas registradoras, pantallas táctiles, manijas de puertas, mesas y mostradores. También desinfecte entre cada uso los artículos reutilizables. Es mejor **dejar que el producto permanezca en la superficie durante al menos 1 minuto antes de limpiarlo**.[74] El blanqueador tarda entre 1 minuto a 5 minutos en destruir completamente al virus al romper sus paredes celulares. Estas son algunas opciones de limpieza:

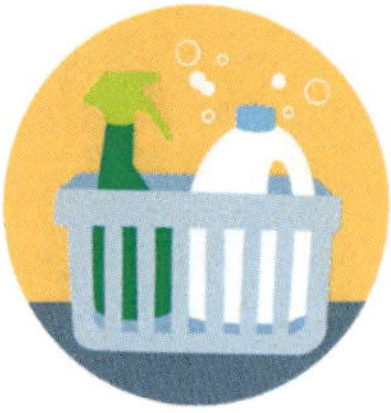

- **blanqueador doméstico correctamente diluido:**
  - Prepare una solución de blanqueador mezclando: 5 cucharadas (⅓ taza) de blanqueador por galón de agua a temperatura ambiente o 4 cucharaditas de blanqueador por litro de agua a temperatura ambiente[75]

[74] CDC, *Detailed Disinfection Guidance*, July 10, 2020

[75] CDC, *How to Make Strong (0.5%) Chlorine Solution from Liquid Bleach*, n.d.

- Toallitas blanqueadoras
- Limpiadores aprobados por la EPA
    - Desinfectante multiusos Scrubbing Bubbles®
    - Limpiador multiusos Fantastik®
    - Clorox Bleach (Haga clic aquí para más[76])
    - Spray desinfectante Lysol
    - Niebla de cobertura máxima desinfectante Lysol

Utilice siempre guantes, el blanqueador y los productos de limpieza maltratan la piel.

Navegando áreas públicas

De acuerdo, esto es casi como un videojuego de la vida real: ¿Cree **usted que pueda ir al trabajo y regresar sin haber tocado nada, incluyendo su cara?** ¡Puntos extra por no quedarse atrapado entre una multitud de personas! El transporte público y otros espacios públicos son áreas de alto riesgo, ya que las manijas de las puertas de los automóviles, las perillas de las puertas, los botones de paso de peatones, y otras superficies que se tocan con frecuencia pueden albergar partículas virales del COVID-19. A continuación, se ofrecen algunos consejos adicionales:

- Mantenga una zona de 6 pies (2 metros) a su alrededor siempre que sea posible.
- ¡Use su mascarilla!
- Use 1 guante mientras hace mandados o se traslada, use la mano enguantada para abrir puertas o presionar botones y la otra mano para manejar sus artículos personales, como buscar en su bolso o mochila las llaves y billetera.
- Si necesita tocar superficies de uso común (como manijas de puertas, barandas de escaleras o barras de apoyo del metro) coloque una barrera entre su mano y el objeto,

[76] EPA, *List N: Disinfectants for Use Against SARS-CoV-2 (COVID-19)*, July 30, 2020

como un pañuelo de papel, guantes, o una bolsa de plástico de compras. ¡Incluso sus mangas son mejor que nada!

- Abra las puertas con el pie o la espalda.
- Use las escaleras. Trate de no tocar los pasamanos a menos que el equilibrio sea un problema. Si necesita apoyo, use guantes.
- Evite los ascensores; use la mascarilla y trate, en la medida que sea posible, de ir solo en el ascensor.
- Si se acerca demasiado a alguien o alguien cerca de usted tose o estornuda, deje de respirar durante unos segundos. Exhala primero cuando vuelva a respirar.
- Preste atención a la ventilación para que no se pare o se siente a favor del viento de las multitudes.
- Si es posible, permanezca en lugares soleados y bien ventilados, cerca de puertas abiertas.

Transporte

- Al ir en un coche con otras personas, mantenga las ventanas abiertas, incluso si usted necesita aire acondicionado (¡hubiera utilizado el aire acondicionado de todos modos!). Mantenga la música a un volumen bajo para evitar hablar en voz alta.
- Para obtener consejos sobre viajes compartidos, transporte público, vuelos y Uber, consulte la sección sobre viajes en el Capítulo 2: ¡Ay!

Manejo de dinero

- Considere usar guantes cuando maneje dinero.
- Coloque el dinero en una bandeja en el mostrador, no en las manos de su cliente.
- Pruebe métodos de pago sin contacto como Apple Pay o tarjetas de débito o crédito que hacen que el cliente haga el trabajo.

- Mantenga una botella de desinfectante de manos en el mostrador para que usted y otras personas lo usen.

Salas de descanso

Las salas de descanso son una de las áreas de mayor riesgo para la transmisión del COVID-19.

- Use platos, utensilios y vasos desechables.
- Tenga cuidado al sentarse en las mesas; límpielas como lo hace con las áreas de los clientes. Si es necesario, está bien compartir la mesa con otros, siempre y cuando estén separados por una distancia de 6 pies (2 metros) y escalonados (sin estar directamente uno frente al otro).
- Preste atención a la ventilación, localice las rejillas de ventilación y no se siente a favor de la corriente de aire de ningún grupo de personas que estén comiendo, ya que se quitarán las mascarillas.
- En su lugar, coma y descanse al aire libre. ¡Controle su entorno! Manténgase alejado de personas sin mascarillas (por ejemplo, personas que estén comiendo, bebiendo o fumando).
- Trate de llevar alimentos que no necesiten calentarse en el microondas. Alrededor de los microondas se reúne mucha gente y sus superficies son tocadas con frecuencia.

Baños públicos

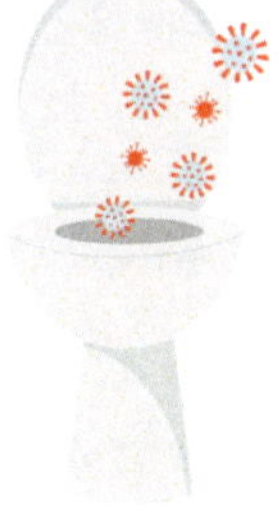

Los baños son otra área **de muy alto riesgo para la transmisión del COVID-19.** Las superficies están sucias, la ventilación es deficiente y muchas personas utilizan los baños para una amplia variedad de razones. Se ha encontrado al COVID-19 en las heces, así que tenga cuidado al descargar. Una "pluma de inodoro" puede ocurrir cuando la fuerza de la descarga del inodoro esparce partículas del virus (y otras partículas) en el aire. Cierre la tapa ANTES de descargar o, si no hay tapa, ¡contenga la respiración y aléjese rápidamente!

Recuerde lavarse las manos después de ir al baño. Evite los secadores de manos, ya que pueden esparcir al COVID-19 que se encuentra en las superficies en el aire. No se demore en los baños públicos.

Después del trabajo

Para ayudar a reducir la posibilidad de llevar el COVID-19 a su hogar, cámbiese la ropa de trabajo tan pronto como entre a su casa.

- ◦ Quítese y deje los zapatos fuera de la puerta.
- ◦ Lávese la cara inmediatamente o tome una ducha.
- ◦ Quítese la ropa potencialmente expuesta y colóquela inmediatamente en una bolsa de lavandería designada.
- ◦ Evite la cocina y las salas de estar hasta que esté limpio.

- Tenga ropa cómoda y pantuflas para usar solo en casa.
- Lavandería: Es seguro lavar la ropa potencialmente contaminada en una máquina. Secar la ropa en una secadora ayuda a eliminar las partículas del virus que puedan haber quedado. Asegúrese de usar una mascarilla cuando lave su ropa de trabajo.

Más consejos

Cosas que puede hacer para mantenerse saludable: Consulte las sugerencias de suplementos vitamínicos, ejercicios de respiración, problemas de salud y más en el Capítulo 2: ¡Ay!

Si se enferma, quédese en casa y hágase la prueba de detección: Es posible que pueda hacer esto a través de su lugar de trabajo. Muchos departamentos de salud ahora también ofrecen pruebas gratuitas.

Si va a cuidar a otros: Muchos empleadores pueden ofrecerle licencia pagada por enfermedad si debe quedarse en casa para cuidar de usted mismo o a otra persona con COVID-19.

Verifique sus opciones (¡su empleador pudiera solicitar una exención de impuestos por su licencia pagada!).

Recuerde **vacunarse contra la influenza** tan pronto como esté disponible. Muchos síntomas del COVID-19 se superponen con los de la influenza, por lo que la inmunidad proporcionada por la vacuna ayudará a evitar confusiones en caso de que se enferme.

Qué hacer si usted es un empleador

Como lo señala el CDC[77] y la OSHA,[78] como empleador, debe tener un plan de salud y seguridad contra el COVID-19 a fin de proteger y compartir con todos los empleados. Involucre a sus empleados mientras desarrolla protocolos; puede utilizar las sugerencias prácticas de este capítulo para protegerse usted mismo y a sus empleados.

Planes de salud y seguridad contra el COVID-19 del empleador

- Proporcione equipo de protección personal adecuado para el trabajo a sus empleados.
- Tome medidas para ayudar a prevenir la propagación del COVID-19 si un empleado se enferma[79] Anime activamente a los empleados enfermos a quedarse en casa. Los empleados enfermos NO deben regresar al trabajo hasta que se cumplan los criterios[80] para suspender la cuarentena en casa. Estos criterios deben estar coordinados con los

[77] CDC, *Worker Safety and Support*, July 28, 2020
[78] OSHA, *Guidance on Preparing Workplaces for COVID-19*, n.d.
[79] CDC, *What to Do if You're Sick*, May 8, 2020
[80] CDC, *Ending Home Isolation*, July 20, 2020

proveedores de atención médica y los departamentos de salud estatales y locales.

- Proporcione información sobre a quién contactar si se enferman.
- Implemente licencias por enfermedad flexibles y otras políticas y prácticas de apoyo. Siga las leyes que dan licencia por enfermedad de emergencia[81] a las personas que tienen que cuidar a un familiar enfermo.
- Instituya medidas para separar físicamente, y aumentar la distancia entre empleados y clientes:
  - Coloque letreros en toda la tienda para recordar a los empleados y clientes que se mantengan a una distancia de 6 pies (2 metros) y que usen mascarillas que cubran la nariz y boca. El CDC tiene muchas infografías disponibles para imprimir.[82]
  - Aleje la terminal de pago electrónico de la caja registradora.
  - Cree señales visuales, como calcomanías en el piso, cintas de colores o letreros, para indicar dónde deben pararse los clientes cuando vayan a pagar.
  - Agregue una barrera (protector contra estornudos) entre empleados y clientes.
- Designe a un miembro del personal para que sea el responsable de responder a cualquier inquietud relacionada con el COVID-19 y para que le informe sobre lo que suceda. Los empleados deben saber quién es esta persona y cómo contactarlo.
- Brinde a los empleados información precisa sobre el COVID-19, cómo se propaga, y los riesgos de exposición en el trabajo.

[81] U.S. Department of Labor, *Families First Coronavirus Response Act: Employee Paid Leave Rights*, n.d.

[82] CDC, *Businesses & Workplaces*, August 4, 2020

- Brinde capacitación sobre técnicas adecuadas de lavado de manos[83] y otras precauciones de rutina para el control de infecciones. Esto ayudará a prevenir la propagación de muchas enfermedades, incluido el COVID-19.
- Proporcione a los empleados acceso a jabón, agua corriente limpia y materiales para secar, o desinfectantes de manos a base de alcohol que contengan al menos 60% de alcohol en su lugar de trabajo.
- Proporcione toallitas desinfectantes desechables para que los empleados puedan limpiar las superficies de trabajo que se tocan comúnmente, como estaciones de trabajo; cajas registradoras; manijas y perillas de puertas; mostradores; puertas y manijas del refrigerador o congelador de autoservicio. Para la desinfección, use productos que cumplan con los criterios de la EPA[84] para su uso contra el COVID-19. Siga las instrucciones de la etiqueta para garantizar el uso seguro y eficaz del producto.
- Para limpiar las superficies que entran en contacto con alimentos, siga las prácticas de limpieza y desinfección de acuerdo con el Código de Alimentos 2017 de la FDA.[85]
- Proporcione a los empleados pañuelos desechables y contenedores de basura sin contacto.
- Realice una limpieza y desinfección frecuente de las salas de comida, las áreas de descanso y otras áreas comunes que utilizan los empleados. Asegúrese de que haya suficientes toallas de papel disponibles. Coloque las mesas y las sillas lo más separadas posible.
- Anime a los empleados a traer alimentos que no necesiten calentarse en el microondas. Las cocinas y otras áreas comunes son puntos de reunión muy frecuentados.
- Cree áreas de descanso al aire libre.

---

[83] CDC, *Handwashing in Community Settings*, n.d.

[84] EPA, *List N: Disinfectants for Use Against SARS-CoV-2 (COVID-19)*, July 30, 2020

[85] FDA, *Food Code*, 2017

- Coloque carteles a la entrada del lugar de trabajo y en otras áreas donde puedan ser vistos que animen a los empleados a quedarse en casa cuando estén enfermos; a cubrirse cuando tosen o estornudan; y a lavarse las manos con frecuencia. Los baños son excelentes lugares para colocar carteles sobre el lavado de manos.
- Y, por supuesto, siga todas las regulaciones locales, estatales y federales aplicables además de las pautas de las agencias de salud pública.

Comprobaciones de salud

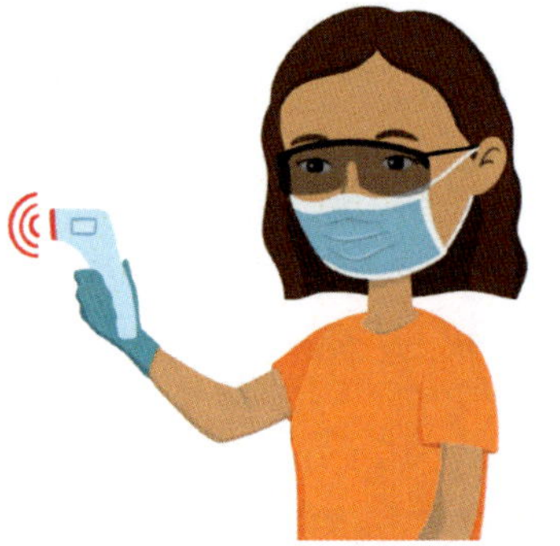

Los empleadores pueden instituir controles de salud diarias de los empleados antes de que entren a las instalaciones. El objetivo es mantener a los empleados enfermos en casa y, por lo tanto, evitar la propagación del virus. Los ejemplos de controles incluyen tomar la temperatura con un termómetro láser de escaneo en la frente, emitir un cuestionario de síntomas, o responder a preguntas de detección en una aplicación móvil.

NOTA. Estas aplicaciones deben ser compatibles con HIPAA; La información de salud debe protegerse para que no pueda ser utilizada contra las personas y, si se entrega a un tercero, no contendrá ninguna información de identificación.

Directrices de seguridad y salud específicas para cada puesto

Visite el sitio web de los CDC para conocer las pautas específicas ocupacionales.

Aerolíneas y aeropuertos
Trabajadores de mantenimiento de aeronaves

Entrega y transporte terrestre
Trabajadores de cocina del servicio gastronómico de aerolíneas
Conductores de camiones del servicio gastronómico de aerolíneas
Servicio de atención al cliente de aerolíneas y agentes de puerta
Manipuladores de equipaje y cargamento en aeropuertos
Personal de mantenimiento en aeropuertos
Trabajadores de asistencia a pasajeros en aeropuertos
Trabajadores minoristas o de servicios de comidas en aeropuertos
Conductores de entrega y recogida de comestibles

Envío
Conductores de camiones de larga distancia
Conductores de entrega de paquetes y correo
Pilotos marítimos

Servicios de Comida
Trabajadores y empleadores del sector agrícola
Trabajadores de tiendas de alimentos y comestibles
Procesadores de carnes rojas y

Transporte público
Operadores de autobuses
Operadores del transporte ferroviario
Conductores de vehículos compartidos, taxis, limusinas u otros
vehículos de alquiler
Trabajadores del mantenimiento de
tránsito
Trabajadores de estaciones de transporte público

Servicios personales
Empleados bancarios
Empleadores de la industria bancaria
Empleados de salones de manicura
y pedicura
Empleadores de salones de manicura y pedicura
carnes de aves
Profesionales y voluntarios de nutrición en escuelas
Trabajadores de plantas de procesamiento de alimentos de mar

Fabricación e Industrial
Trabajadores de la construcción
Trabajadores y empleadores de la

industria de fabricación
Mineros

Servicios Públicos y Saneamiento
Bomberos y proveedores de servicios médicos de emergencia (EMS)
Personal de seguridad pública
Trabajadores de saneamiento y aguas residuales
Recolectores y recicladores de residuos

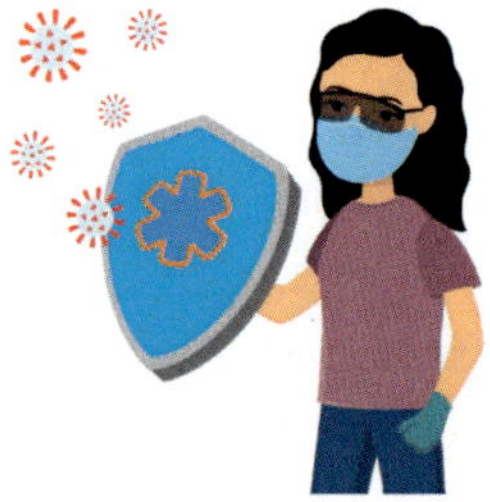

Puede parecer que el mundo entero se ha puesto en pausa, pero la vida continúa y la fuerza laboral debe adaptarse a nuestra "nueva normalidad." Mantenga estas recomendaciones a mano y consúltelas (¡además de las recomendaciones del CDC y la OSHA, por supuesto!) según sea necesario.

El trabajo no es el único lugar donde adaptarse al COVID puede ser difícil. En el próximo capítulo, brindaremos información sobre cómo manejar el regreso a la escuela mientras se mantiene saludable a los niños, maestros y personal. Tenga en cuenta que el CDC aún está consolidando las pautas para regresar a la escuela.

Siempre consulte CDC.gov para obtener la información más actualizada.

Capítulo 7

¡ESCUELA! ¿CÓMO APRENDO ESTANDO A SALVO?

CONTENIDO DEL CAPÍTULO 7

1. Parte 1 - Estrategias escolares para la reapertura
2. Parte 2 - Para profesores y personal escolar
3. Parte 3 - Para Padres, tutores y estudiantes

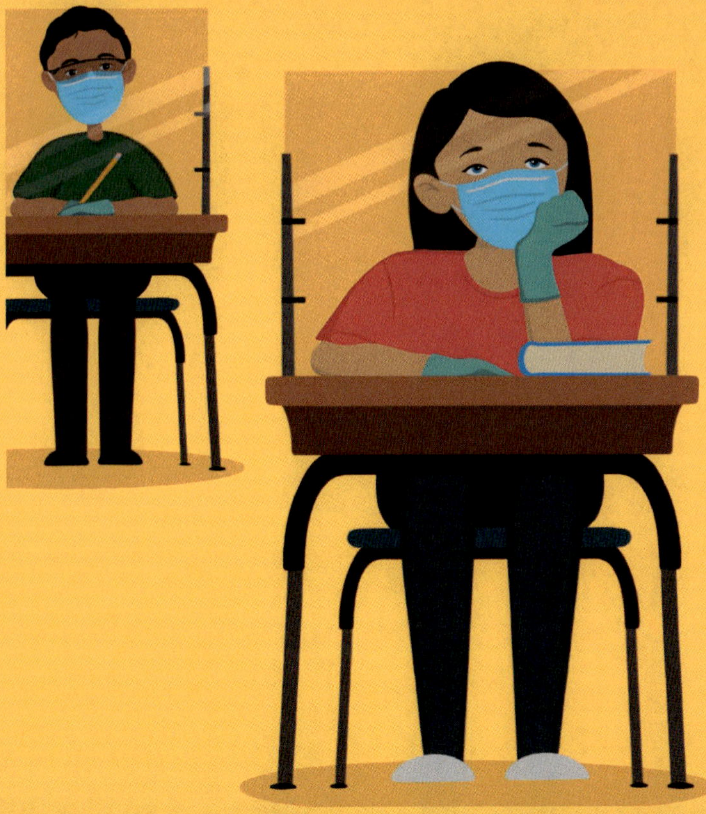

La cuestión de reabrir las escuelas y cómo hacerlo es uno de los desafíos más complicados e importantes de la pandemia. En *One Good Turn* no tenemos una opinión en si abrir las escuelas o no. Es mejor dejar esas decisiones en manos de los líderes y las familias individuales que pueden evaluar adecuadamente los muchos riesgos y beneficios de regresar a la escuela dentro de cada distrito escolar y comunidad. Sin embargo, **al igual que hacemos en nuestro trabajo de atención médica global, *One Good Turn* puede ofrecer ideas prácticas para proteger mejor a las personas en riesgo de infección en los ambientes imperfectos donde deben vivir y trabajar**. Con el espíritu de trabajar en equipo para proteger a las familias y a los profesionales dedicados y responsables en promover la educación de los jóvenes en todas partes, ofrecemos la información en este capítulo como sugerencias para aquellos que deben asistir y trabajar en las escuelas. Esperamos que proporcionen un marco útil para que las personas realicen sus mejores planes y decisiones. Lea el Capítulo 6: ¡Trabajo! para obtener más información para profesores y estudiantes.

Los maestros y los profesionales de la educación tienen un papel invaluable en la educación de los niños de hoy. El COVID-19 ha traído nuevos desafíos a este año escolar, y nosotros en *One Good Turn* reconocemos y apreciamos su servicio. Gracias a los maestros de todo el mundo por su dedicación al aprendizaje y por su servicio a la sociedad.

Parte 1 - Estrategias escolares para la reapertura

Hay tres estrategias básicas para reabrir las escuelas. Su escuela probablemente escogerá algunos puntos de estas estrategias. Aquí hay algunas cosas para tener en cuenta sobre cada una.

Opciones duales, en línea y en persona

Muchas escuelas están planeando opciones de clases tanto en línea como en persona. Los maestros deben buscar apoyo para administrar grupos de estudiantes tanto en persona como en línea.

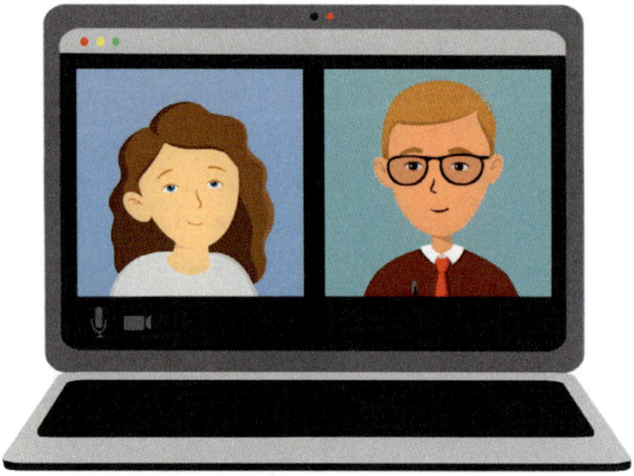

Si usted (el estudiante) debe elegir entre clases en línea o presenciales durante todo el semestre, considere:

- ¿Tiene condiciones médicas que le ponen en alto riesgo de contraer una enfermedad grave por el COVID-19?
- ¿Alguien con quien vive tiene una condición médica que lo pone en alto riesgo si contrae el COVID-19?
- ¿Tiene fácil acceso a la comunicación en línea?
- ¿Su situación de vida y de traslado presentan desafíos para mantenerse seguro durante la pandemia?
- ¿Sus puntos fuertes de aprendizaje o sus condiciones de vida hacen que las clases presenciales sean una mejor manera de aprender?

- En algunos casos, las clases en línea pueden afectar su plan de estudios. ¿Una opción en línea afectará su fecha de graduación?

NOTA. Tenga en cuenta que los distritos escolares que no reciben respuestas de los padres o tutores sobre los arreglos escolares pueden asumir que la educación en persona es la opción predeterminada de la familia.

Si usted (el estudiante) puede optar por asistir a una clase en línea o en persona en cualquier momento durante el semestre, considere:

- ¿Te sientes enfermo?
- ¿Alguien con quien interactuó durante más de 15 minutos se siente enfermo?
- ¿Te estás poniendo en riesgo yendo a la escuela o quedándote en casa?

Días, semanas u horas de inicio alternas

Algunas escuelas harán que la mitad de una clase asista durante una parte de la semana y la otra mitad asista durante la otra parte de la semana (los estudiantes que no asistan en persona tendrán instrucción en línea). Las escuelas también pueden hacer que los estudiantes lleguen en diferentes momentos para evitar el hacinamiento. Para que este método sea efectivo, todos los involucrados deben practicar hábitos adecuados de prevención del COVID-19, **especialmente los maestros y el personal**.

Estrategia de Cohorte o "Grupo Pandémico"

Esta estrategia tiene grupos de estudiantes (como clases de escuela primaria o grupos más pequeños) que interactúan entre sí solamente. Esta estrategia es una opción si grupos pequeños de estudiantes desean reunirse en persona para tomar clases en línea o en casa. Para que esta estrategia sea eficaz, es importante que la cohorte limite todas las interacciones con otras personas (incluidas otras cohortes, profesores o amigos). Si usted o la escuela de su hijo(a) deciden implementar esta estrategia, asegúrese de saber quién está en la cohorte de su hijo(a) y haga todo lo posible por cumplir con las expectativas (por ejemplo, ¡no se reuna para jugar con nadie fuera de la cohorte!).

Estudiantes con discapacidades o necesidades especiales

El CDC recomienda que a los estudiantes con discapacidades o necesidades especiales se les permita asistir a la escuela, si es posible, y recomienda que se les coloque a estos estudiantes en una cohorte (como se describe anteriormente) debido al mayor riesgo de complicaciones graves con la infección. Esta estrategia puede ayudar a minimizar el riesgo de exposición a una persona infectada. Para obtener más información, consulte las recomendaciones del CDC.[86]

Parte 2 - Para profesores y personal escolar

Conceptos básicos de regreso a la escuela

Maestros, administradores escolares, conserjes, personal de enfermería y consejería, trabajadores de la cafetería, bibliotecarios, conductores de autobuses, entrenadores, en fin, todos los profesionales del mundo académico se verán profundamente afectados por el COVID-19. *One Good Turn* reconoce que no

[86] CDC, *People with Disabilities*, April 7, 2020

podemos anticipar ni asesorarle en todos los aspectos de su vida laboral. Usted es el experto en su campo.

La escuela, no importa cómo vuelva a abrir, no será como en los "viejos tiempos" del otoño pasado. Además de las nuevas cargas en torno a la seguridad y el saneamiento estarán los tremendos desafíos de adaptar los objetivos académicos y las capacidades de enseñanza en los ambientes de en línea y en persona.

Las pautas para las escuelas cambian con frecuencia. Si no está seguro de cuáles son las políticas de su estado, puede buscarlas aquí.[87] Las políticas del distrito escolar local afectarán directamente a su escuela. Manténgase actualizado sobre todas las comunicaciones de los administradores del distrito y de la escuela.

Anime a sus estudiantes a quedarse en casa si están enfermos. ¡Este es un paso crucial para evitar que el COVID-19 ingrese a las escuelas! Trabaje con sus estudiantes para que sepan que pueden faltar a la escuela sin repercusiones. Pídales a sus estudiantes (o a sus padres o tutores) que revisen su temperatura cada mañana antes de ir a la escuela. Si tienen fiebre [temperatura oral o cutánea superior a 100.4°F (38°C)] o tienen tos u otros síntomas del COVID-19, deben quedarse en casa. Si el estudiante tiene un familiar inmediato u otro contacto cercano con COVID-19, debe quedarse en casa. Como maestro o miembro del personal, es muy importante que también se quede en casa si está enfermo, ¡ya que probablemente usted interactúe con más personas diariamente que sus estudiantes!

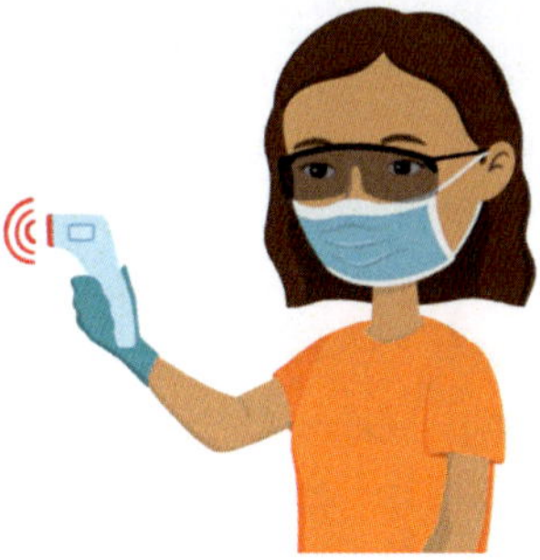

Puede pasar por una **estación de registro** diario. Su escuela debe tener una forma de **evaluar a cada persona que ingresa al edificio para detectar síntomas del COVID-19**. Por lo general, esto implica un control de la temperatura de la

[87] Johns Hopkins University, *eSchool+ Initiative Analysis of School Reopening Plans*, n.d.

frente y preguntas de detección sobre si sabe haber estado expuesto antes o después de una prueba de COVID-19. Es mejor establecer una estación de registro designada fuera del edificio de la escuela por la que cualquier persona que ingrese a la escuela debe pasar por ella todos los días. Tenga en cuenta que si una persona tiene una temperatura de piel elevada, podría deberse a un clima caluroso o al esfuerzo físico, por lo que la verificación de la temperatura debe repetirse después de que la persona haya descansado en el interior. Si aún está elevada, la lectura debe confirmarse con una temperatura oral. Para limitar la exposición, los padres, tutores, amigos o familiares no deben entrar a la escuela, use una área designada para dejar al estudiante y un sistema de entrada de una sola vía.

Personas voluntarias ayudarán a administrar las estaciones de registro para que los maestros puedan atender a sus estudiantes. Estos voluntarios también pueden ayudar con los procesos de desinfección en curso en la escuela. Limite el número de voluntarios presentes en cualquier momento y exija que los voluntarios participen en controles de detección y temperatura.

Dentro de su escuela, planifique una ruta de un solo sentido a través de la escuela, incluidas las escaleras, para evitar que los maestros y estudiantes se topen cara a cara.

Los estudiantes que se enferman en la escuela deben recibir una mascarilla y aislarse. Tenga un espacio cómodo planeado con anticipación para que los estudiantes enfermos esperen mientras se organiza el transporte a casa. Con una mascarilla y guantes, coloque las pertenencias del estudiante en una bolsa de plástico y entrégueselas al estudiante, padre o tutor. Lávese las manos después de tocar estos artículos y desinfecte el escritorio y la silla del estudiante, las áreas comunes del aula y las superficies que se tocan con frecuencia lo antes posible.

Si le informan que uno de sus estudiantes da positivo por COVID-19, comuníquese con el director, el personal médico de la escuela o la administración. **La administración de la escuela, no el maestro, debe notificar a los contactos directos del estudiante**

mientras protege el anonimato del estudiante. Conozca el protocolo de su escuela, ya que le harán muchas preguntas al respecto. Dependiendo del momento de la prueba positiva, es posible que deba evacuar el aula, abrir puertas y ventanas exteriores, encender ventiladores y limpiar el escritorio del estudiante. Luego, debe esperar al menos 24 horas antes de desinfectar todas las áreas comunes y las superficies que se tocan con frecuencia en el aula y abrirlas para su reutilización.[88]

Utilice equipo de protección personal (EPP). Use una mascarilla en todo momento y considere usar un protector facial si va a estar cerca de otras personas. Recuerde lavarse o desinfectarse las manos después de que se produjo el contacto físico; intente no hacer contacto con nadie, aunque esto puede no ser realista. Los guantes (de tela están bien) pueden ayudar a mantener sus manos limpias, alejadas de su cara y de los gérmenes de los estudiantes. Vea el Capítulo 2: ¡Ay! para obtener más información sobre el buen uso del EPP. No toque su cara y anime a sus estudiantes a no tocar la suya. Considere usar una mascarilla con un panel de expresión claramente visible (disponible en línea) para que los estudiantes puedan ver más su rostro mientras enseña.

Los niños también se acostumbrarán a usar EPP. Así como usted es un modelo a seguir para muchos otros comportamientos importantes, será un modelo para el uso de EPP. Normalice los comportamientos de reconocimiento de gérmenes y dé un ejemplo positivo a sus estudiantes; ya que estos hábitos ahora son parte de nuestra vida diaria.

Distanciamiento social en el aula

El COVID-19 se transmite más fácilmente cuando muchas personas están en el interior muy cerca. El distanciamiento social, combinado con el EPP, es la mejor manera de prevenir la propagación. El distanciamiento social será diferente para cada

[88] CDC, *Operating Schools,* May 19, 2020

aula y actividad. Planifique actividades y orientaciones de clase que mantengan a los estudiantes alejados unos de otros y de usted. El " contacto cercano " es más de 15 minutos a menos de 6 pies (2 metros); **establezca un cronómetro durante sus actividades individuales y en grupos pequeños** .

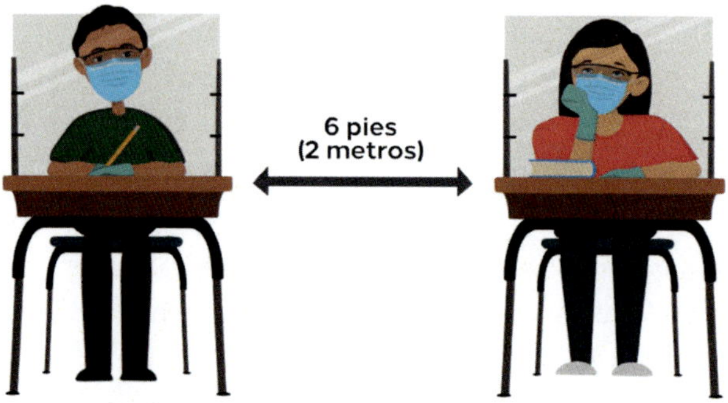

Trate de **colocar los escritorios a una distancia de al menos 6 pies (2 metros)** y orientados en la misma dirección. Si usa mesas, coloque a los estudiantes en un solo lado de la mesa y marque el piso para mantener las sillas separadas. Use protectores contra estornudos o divisiones, especialmente si los escritorios no se pueden colocar a 6 pies de distancia (las carpetas divisorias de exámenes son un buen sustituto temporal de los protectores contra estornudos). Marque 6 pies de espacio con calcomanías en el piso en otras áreas de la habitación y también en los pasillos.

Se ha demostrado que las partículas del COVID-19 se propagan más cuando una persona grita o canta en voz alta. ¿Hay un micrófono y un sistema de altavoces disponible? Vea si su distrito o escuela cuentan con uno. Esto permitirá que sus estudiantes lo escuchen mejor para que pueda evitar levantar la voz mientras habla a través de su mascarilla.

Ventilación y luz solar

Fíjese bien en el sistema de ventilación de su salón de clases. ¿El aire fluye en una dirección específica debido a la ubicación de las rejillas de ventilación? Si es así, **evite la disposición de los asientos donde el flujo de aire lineal podría crear una ruta de propagación viral de un estudiante a otro** . Es útil aumentar la circulación general del aire con ventiladores adicionales o ventiladores de techo. Abra las ventanas, las puertas de los salones de clases y las puertas exteriores, si es posible. Mantenga las cortinas de las ventanas abiertas para que la luz solar directa entre en su salón de clases; ya que se ha demostrado que la luz solar desactiva las partículas del COVID-19. Después de la limpieza, deje los artículos que deben compartirse en los alféizares de las ventanas al sol durante el mayor tiempo posible entre usos. Aunque esto puede representar un desafío, intente dar una clase al aire libre si hace buen tiempo. Además de facilitar que sus estudiantes se dispersen, la luz solar descompone las partículas del virus COVID-19 y produce vitamina D. [89]

Limpieza

¡La limpieza y desinfección se convertirán rápidamente en una parte rutinaria de su día! Establezca un horario con sus estudiantes para limpiar todos los escritorios y sillas con regularidad (por ejemplo, al final de la pausa del almuerzo, al principio y al final del día, o antes de que un nuevo estudiante use el escritorio). Limpie con más frecuencia todas las superficies duras de uso frecuente, como computadoras, pasamanos y manijas de las puertas. NOTA: las superficies duras y blandas tienen reglas diferentes; busque

[89] Raman, *How to Safely Get Vitamin D From Sunlight*, April 28, 2018

aquí[90]para más información. Pídale a su administración que designe a una persona para limpiar las áreas comunes durante el día, puede ser un miembro del personal, o un padre o tutor voluntario.

No permita que los niños compartan artículos (como libros, lápices o crayones). Si es posible, asegúrese de que cada estudiante tenga sus propios materiales y desinfecte o lave los artículos entre cada uso. Consulte las pautas de desinfección del[91] CDC para obtener más detalles. Involucre a sus estudiantes en la gestión de su entorno pidiéndoles que le ayuden con las rutinas de limpieza. Los pedales y otras opciones facilitan que los estudiantes abran puertas y botes de basura con los pies.

Si hay lavabos disponibles en los salones de clases o en los pasillos, asegúrese de que tengan jabón suficiente. El jabón en barra está bien. Se deben colocar estaciones de desinfectante de manos en todas las puertas de los salones de clases y áreas de reunión. Si su escuela no puede hacer esto, aplique un chorro de desinfectante de manos a sus estudiantes antes de que entren al salón de clases.

Comida

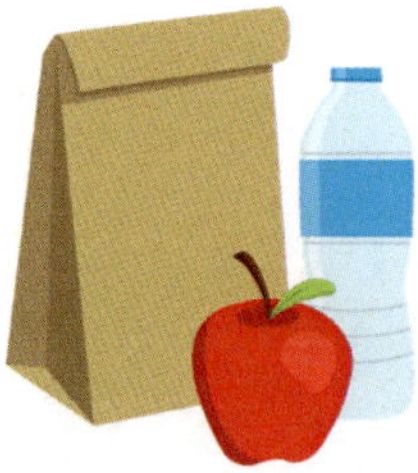

Lo más seguro es traer la comida de casa. Traiga su propia botella de agua o bebida y anime a sus estudiantes a traer también botellas de agua, para evitar los bebederos de agua. Tanto los estudiantes como los maestros deben comer a más de 6 pies (2 metros) de distancia de otras personas. ¡Coma afuera siempre que sea posible! Si come adentro, puede usar toallas de papel como manteles individuales para cada estudiante.

Si es posible, los refrigerios y almuerzos distribuidos a los estudiantes deben ser empaquetados o servidos individualmente

[90] CDC, *Detailed Disinfection Guidance*, July 10, 2020
[91] CDC, *Cleaning and Disinfection for Community Facilities*, May 27, 2020

por una persona designada con EPP (especialmente mascarillas y guantes). Los bocadillos y los premios también se pueden poner en las bandejas de los estudiantes o en los escritorios cuando los estudiantes están fuera del aula.

Las cafeterías necesitarán aplicar el mismo distanciamiento/limpieza/ventilación/desinfección de manos que en el aula, pero con más diligencia ya que los estudiantes tendrán que quitarse las mascarillas para comer. Las voces fuertes también pueden aumentar la propagación viral. Busque formas de darles a sus estudiantes un descanso necesario que no aumente el ruido en el interior, tal vez tiempo extra de recreo al aire libre, o permiso para que todos usen auriculares, o una película divertida para ver durante el almuerzo.

Baños

¡Los baños son una de las áreas de mayor riesgo para la transmisión del COVID-19! No pase más tiempo del necesario. Mire nuestra sección de baños en el Capítulo 6: ¡Trabajo! para obtener más detalles sobre las formas más seguras de usar los baños públicos. Limite el número de estudiantes que están en el baño a la vez. Use pedales para descargar (con letreros para que nadie toque accidentalmente la manija de descarga). Los pedales y otras opciones facilitan que los estudiantes abran puertas y botes de basura con los pies. Ventile el baño tanto como sea posible; no alinee a los estudiantes cerca de la puerta; asegúrese de que los dispensadores de jabón siempre tengan jabón; y proporcione toallas de papel en lugar de secadores de aire. Aplique desinfectante de manos a sus alumnos antes de que vuelvan a entrar al aula.

Tareas y asignaciones

Haga que los estudiantes completen y entreguen las tareas de manera digital. De lo contrario, configure bandejas de entrega de asignaciones y buzones individuales para no manejar el papeleo directamente. Asegúrese de que sus alumnos se acerquen a las bandejas o buzones uno por uno. Coloque hojas de trabajo o tareas en el escritorio cuando los estudiantes no estén en clase. Use folletos de papel en lugar de libros compartidos y trate de asegurarse de que haya suficiente materiales (tijeras, lápices de colores, reglas) para uso individual.

Clases y actividades electivas

Los deportes, la educación física, la música, el arte y los eventos especiales presentan diferentes desafíos. Una buena práctica es que haya la menor cantidad posible de personas moviéndose dentro de la comunidad escolar. Esto significa que los maestros de las clases complementarias ("especiales") serían los que se trasladarían a las aulas individuales mientras los estudiantes permanecen en un solo lugar. El equipo personal protector (EPP) y las rutinas de limpieza son aún más importantes para los maestros que se mueven entre las aulas, tanto para su autoprotección como para evitar la propagación involuntaria del virus. Es una gran responsabilidad.

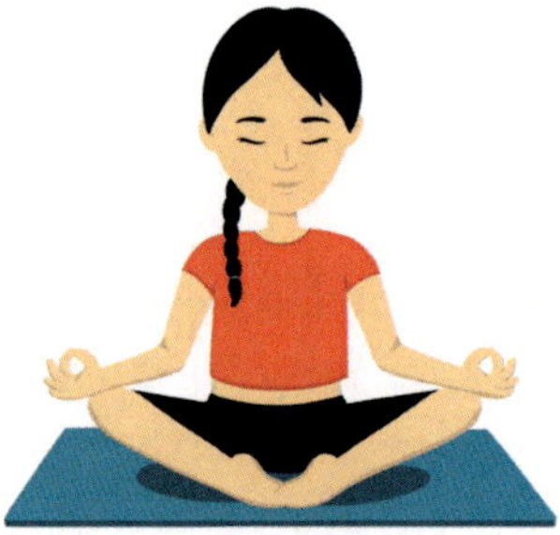

Las clases de educación física y las ligas deportivas deben encontrar actividades que permitan a los estudiantes mantenerse 6 pies (2 metros) separados. Las actividades de alto esfuerzo en el interior pueden propagar al virus fácilmente; se han producido muchos eventos de súper propagación durante las clases de ejercicio de alta intensidad.[92] Planifique actividades moderadas, como estiramientos o yoga. Las actividades cardiovasculares se pueden realizar al aire libre si hay suficiente espacio. Los estudiantes pueden tener dificultad al respirar cuando están haciendo ejercicio y usando mascarilla. Dé a los estudiantes tiempo y espacio para ajustar las mascarillas y recuperar el aliento.

[92] Jang et al., *Cluster of Coronavirus Disease Associated with Fitness Dance Classes, South Korea,* August 2020

Tenga en cuenta que las mascarillas secas no causan deficiencia de oxígeno, pero las mascarillas húmedas y sudorosas serán ineficaces y harán más difícil la respiración.[93]

Las clases de banda y coro tendrán que planificar, ya que el aumento en la cantidad de gotitas de aire producidas al cantar y soplar instrumentos está documentado.[94] Los estudiantes de música pueden practicar solos o concentrarse en la lectura musical y las habilidades auditivas.

Los bailes escolares o las excursiones tienen muchas oportunidades desconocidas de exposición. En su lugar, elija eventos virtuales (como recorridos virtuales o eventos de espíritu escolar). Asegúrese de conocer las opciones de aprendizaje en línea u otras alternativas de aprendizaje que su escuela o distrito puedan ofrecer y compártalas con sus estudiantes.

Cuídase

Finalmente, asegúrese **de cuidarse** . Como maestro o miembro del personal, interactuará con muchas más personas que sus estudiantes (especialmente si su escuela está usando una estrategia de días o semanas alternos). ¡Manténgase saludable y libre del COVID-19! **Cuando llegue a casa de la escuela** :

1. Quítese los zapatos fuera de la puerta (¡déjelos al sol si puede!)
2. Limpia su mochila, lonchera y bolso
3. Quítese la ropa potencialmente expuesta y colóquela en una bolsa de lavandería.
4. Lávese las manos y la cara con agua y jabón o báñese
5. Póngase ropa cómoda que solo use en casa

---

[93] Vanderbilt University Medical Center, *Coronavirus (COVID-19) Information for Employees and Patients,* July 6, 2020

[94] Hamner et al., *High SARS-CoV-2 Attack Rate Following Exposure at a Choir Practice — Skagit County, Washington, March 2020,* May 12, 2020

6. Haga algo de ejercicio, relájese, realice algunas de sus actividades favoritas, ¡tómese un descanso!

Vea el Capítulo 2: ¡Ay! para obtener más detalles sobre las prácticas de seguridad de COVID-19. Consulte el Capítulo 4: ¡Trabajo! para obtener más ideas sobre el lugar de trabajo.

Consejo: Póngase la **vacuna** anual **contra** la **influenza** lo antes posible una vez que esté disponible en otoño. Muchos síntomas del COVID-19 se superponen con los síntomas de la influenza, por lo que la inmunidad creada por la vacuna ayudará a evitar confusiones en caso de que se enferme.

Como profesional académico, será responsable de una nueva frontera de aprendizaje y comunicación durante esta pandemia. A continuación se presentan algunas **consideraciones específicas por grado escolar**.

Escuela primaria

Es posible que los padres o tutores necesiten que usted les de confianza para que compartan con usted si su hijo(a) se siente enfermo(a), incómodo(a) o estresado(a). Manténgase en contacto con frecuencia. Intente enviar informes de clase regulares que incluyan actualizaciones del funcionario de salud de su escuela.

Hable con sus estudiantes con regularidad sobre la seguridad del COVID-19. Incluya una lección "Acerca del COVID-19" en los primeros días de clases. Hágales ver que la prevención de la enfermedad COVID-19 es un esfuerzo de equipo y explíqueles a sus estudiantes que ellos se mantienen seguros a sí mismos y a los demás. Los estudiantes más jóvenes pueden estar acostumbrados a abrazos o a chocar las manos. En su lugar, dé muchas sonrisas. Cree un proyecto divertido para el aula en el que los estudiantes propongan algunas formas de saludarse manteniendo la distancia: un baile, una canción o señales con las manos. Pida a los padres que le ayuden a reforzar los hábitos que enseña en el aula apoyando y animándolos también en casa.

Secundaria y preparatoria

Los estudiantes de este grupo de edad pueden ir a varias aulas con diferentes estudiantes cada día, por lo que una persona con COVID-19 puede propagar el virus muy rápidamente. Si es posible, escalone los períodos de transición, cree un flujo de tráfico en un solo sentido a través de su escuela y haga que los estudiantes vayan directamente a sus aulas cuando lleguen a la escuela en lugar de esperar en un área común. Anime a sus estudiantes a almorzar al aire libre o en las aulas. Si su escuela lo permite, deje que sus estudiantes se vayan a casa o salgan del campus para almorzar.

Comparta pautas claras con sus estudiantes sobre las opciones hechas para el COVID-19, incluidas las posibles asignaciones en línea y qué actividades en la escuela pueden adaptar si se sienten incómodos. Asegúrese de que sus estudiantes sepan qué opciones tienen si necesitan cuidar a un familiar enfermo (consulte el Capítulo 5: ¡Ayuda! Para obtener más recursos). Mantenga una actitud abierta y acogedora: el objetivo es mantener a los estudiantes en la escuela. Las tasas de deserción son más altas para aquellos con ausencias prolongadas y estudiantes mayores de 16 años. Anticipe la tutoría y las necesidades de aprendizaje especiales para los estudiantes que tienen circunstancias atenuantes. Mantenga el wifi de la escuela disponible después del término de las clases; muchos estudiantes y familias hacen la tarea en el estacionamiento de la escuela.

Finalmente, esté atento al acoso del COVID-19. Esto podría incluir comportamientos como intentar infectar a los compañeros de clase con COVID-19; estigmatizar a un estudiante que tiene COVID-19; o burlarse de los estudiantes que podrían estar en alto riesgo de infección por COVID-19 debido a la obesidad, la raza o las condiciones de salud. Predique con el ejemplo y muestre a sus alumnos cómo mantener una mente abierta y proporcionar una atmósfera sin prejuicios para todos en la escuela. Escuche a sus alumnos y bríndeles el apoyo que necesiten.

Universidad

Las opciones para el aprendizaje en línea son mayores a nivel universitario. Los profesores universitarios y sus alumnos se convertirán en líderes en aprendizaje digital. Desarrolle pautas claras para sus estudiantes, y para usted, sobre las excepciones que esté dispuesto a hacer debido al COVID-19. ¿Pueden los estudiantes optar por realizar tareas en línea? ¿Qué actividades en la escuela se pueden realizar con un riesgo mínimo? ¿Cómo las reuniones de clases pequeñas pueden ser seguras y productivas para todos? Asegúrese de que sus estudiantes sepan qué opciones tienen si necesitan cuidar a un familiar enfermo (consulte el Capítulo 5: ¡Ayuda! Para obtener más recursos).

Parte 3 - Para padres, tutores y estudiantes

La escuela, no importa cómo vuelva a abrir, no será como en los "viejos tiempos" del otoño pasado. Además de las nuevas cargas en torno a la seguridad y el saneamiento estarán los tremendos desafíos de adaptar los objetivos académicos y las capacidades de enseñanza en los ambientes de en línea y en persona. Vamos a explorar maneras de mantener a todo el mundo saludable en la escuela durante esta pandemia.

Conceptos básicos de regreso a la escuela para padres, tutores y estudiantes

¡Las estrategias para combatir al COVID-19 son más efectivas cuando todos participan! Busque las comunicaciones de su distrito escolar y esté al tanto de las políticas de su estado. Si no está seguro de cuáles son las políticas de su estado, puede buscarlas aquí.[95]

---

[95] Johns Hopkins University, *eSchool+ Initiative Analysis of School Reopening Plans*, n.d.

A estas alturas ya conoce las mejores formas de protegerse del COVID-19:

- Estar preparado
- Quedarse en casa si está enfermo
- Usar una mascarilla
- Mantener su distancia de los demás
- Mantener limpias sus manos, su cara y sus pertenencias

Aquí hay algunos consejos básicos para aplicar en la escuela y dónde encontrar más información sobre cada tema en este manual.

Preparándose

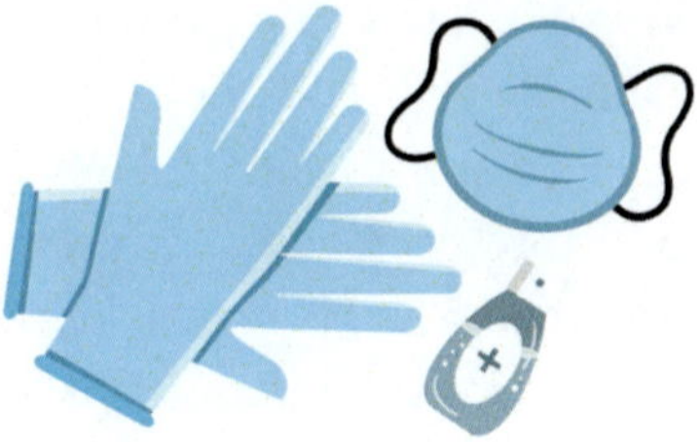

Prepare un kit de COVID-19: algunas mascarillas, una pequeña botella de desinfectante de manos, algunas toallitas desinfectantes, un pequeño trozo de jabón, algunos guantes (de tela está bien), crema hidratante, barra de labios e incluso protector solar (ya que la mascarilla lo limpiará). Agregue un par de gafas de sol para protegerse los ojos y estará listo para cualquier cosa. Guarde sus cosas en una bolsa que pueda echar en lo que sea que lleve consigo.

Padres, tomen la temperatura de sus hijos todos los días antes de la escuela (¡y siempre que se sientan mal!). Haga los preparativos de antemano con su familia, amigos, trabajo o compañeros de trabajo para que su hijo pueda quedarse en casa si no se siente bien (consulte el Capítulo 4: ¡Oh, no! Para obtener una lista de síntomas). Es importante que todos los estudiantes, independientemente de su edad, se **queden en casa si están enfermos**; ¡esto, en primer lugar, evita que el COVID-19 ingrese a las escuelas! Revise la temperatura de su hijo cada mañana antes de ir a la escuela. Si tienen fiebre [temperatura oral o cutánea superior a 100.4 ° F (38 ° C)] , deben quedarse en casa.

Use una mascarilla en todo momento cuando esté fuera de casa. Vea el Capítulo 2: ¡Ay! para obtener detalles sobre el ajuste y la eficacia de la mascarilla y mucha más información sobre el EPP.

Padres, dejen que su hijo(a) elija su mascarilla. Ofrezca cómodas mascarillas de 3 capas con los diseños y colores que prefieran; hará que la mascarilla sea más fácil de usar durante todo el día. Una vez que encuentre un estilo que funcione, compre varias para que se puedan rotar a lo largo del día y lavar con frecuencia. Haga que su hijo practique el uso de una mascarilla en casa durante períodos prolongados para que se acostumbre a usar una mascarilla todo el día antes de ir a la escuela.

Mantenga la distancia (consulte el Capítulo 6: ¡Trabaje!). **Enséñele a sus hijos cómo se siente estar a 6 pies (2 metros) de distancia** para que puedan acostumbrarse al distanciamiento social antes de que comience la escuela. Deles una cinta métrica o una cuerda de 6 pies (2 metros). Haga hincapié en la importancia de permanecer en las marcas del piso cuando estén haciendo fila.

Desarrolle buenos hábitos de lavado de manos (consulte el Capítulo 2: ¡Ay! Para obtener más detalles). Padres, enseñen a sus hijos cómo lavarse correctamente las manos **durante 20 segundos** y el uso de desinfectante de manos durante 20 segundos. **¡Muestre a sus hijos cómo lavarse debajo de las uñas!** Indíqueles que hagan esto después de toser; tocarse la cara; usar el baño; tocar las manijas de las puertas, y los rieles de las escaleras; y antes y después de tocar artículos de uso común. Encuentre una canción, un poema o un dicho de 20 segundos para recitar mientras se lavan las manos que puedan recordar fácilmente. Dé a los niños una pequeña botella de desinfectante de manos para que lleven consigo.

Los estudiantes deben **crear una rutina** cuando lleguen a casa para:

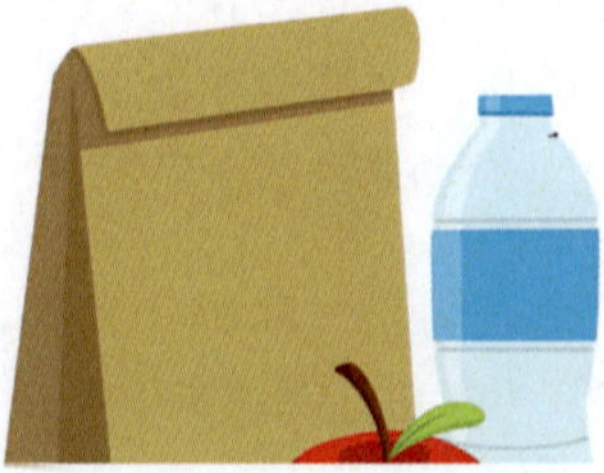

1. Quitarse los zapatos fuera de la puerta (¡déjelos al sol si puede!)
2. Limpiar mochilas, loncheras y/o carpetas
3. Lavar las manos y la cara con agua y jabón.
4. Bañarse o ducharse
5. Cambiarse con ropa que solo usen en casa
6. Colocar la ropa potencialmente expuesta, incluidas las mascarillas de tela, en una bolsa de lavandería.
7. Tomar un descanso, salir al aire libre o tocar música. Pruebe algunas actividades no electrónicas: ¡haga de la eliminación del estrés una prioridad para todos!

Comida

Es mejor traer el almuerzo, bebidas, bocadillos y botellas de agua de casa para minimizar la necesidad de hacer cola y comer alimentos preparados por otros.Trate de usar cubiertos, platos y vasos desechables; o use recipientes que puedan cerrarse y que mantengan en su lonchera para lavarlos en casa. Agrega toallitas desinfectantes a su lonchera. Lávese o desinfecte sus manos antes y después de comer.

Baños

¡Los baños son una de las áreas de alto riesgo de transmisión del COVID-19! No se quede en el baño más tiempo del necesario. Use una toalla de papel para tocar el grifo, la manija del inodoro y para abrir la puerta después de que haya lavado sus manos. No use secadores de aire; pueden propagar partículas del virus a través del aire. Consulte el Capítulo 6: ¡Trabajo! para obtener más consejos y trucos sobre el uso seguro de un baño público.

Autobuses y viajes compartidos

Cuando viaje en auto compartido o en un autobús con otras personas, mantenga las ventanas abiertas, incluso si el aire acondicionado está encendido. Los estudiantes que usan el autobús deben sentarse lo más lejos posible unos de otros, usar mascarillas y desinfectarse las manos después de bajarse del autobús. Los estudiantes, padres o tutores que llevan varios estudiantes en su automóvil deben mantener el volumen de la música o la radio bajo para evitar la necesidad de hablar en voz alta. Verifique que su conductor use una mascarilla y que tenga los suministros adecuados para desinfectar los asientos y las manijas de las puertas.Regale a su conductor algunas toallitas con blanqueador, o desinfectante de manos como agradecimiento por ayudarlo a llegar a la escuela de manera segura.

Padres y tutores de estudiantes de escuela primaria

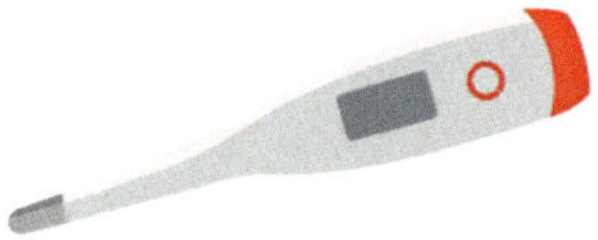

Algunas de las mejores cosas que pueden hacer por sus hijos son tranquilizarlos, apoyarlos y explicarles las nuevas reglas de la escuela y de la clase. Enseñe a sus hijos los hábitos adecuados de prevención del COVID-19: usar mascarillas, lavarse las manos, no abrazarse y mantenerse a 6 pies (2 metros) de distancia de los demás. Puede ser difícil para sus niños acostumbrarse a estas reglas; pero será más fácil si se les prepara y se refuerza lo que recomiendan sus profesores.

Es importante que todos los estudiantes, independientemente de su edad, se **queden en casa si están enfermos.** ¡Esto, en primer lugar, evita que el COVID-19 ingrese a las escuelas!

Estudiantes de secundaria y preparatoria

Practicar hábitos adecuados de prevención del COVID-19 es especialmente importante para los estudiantes de secundaria y preparatoria, quienes interactúan con más estudiantes cada día que cualquier otro grupo escolar. ¡Controle su temperatura todos los días antes de ir a la escuela! (Si tiene fiebre [temperatura oral o cutánea superior a 100.4 ° F (38 ° C)], debe quedarse en casa. Asegúrese de usar su mascarilla, mantener la distancia social y lavarse las manos con frecuencia. Limpie su casillero (especialmente la manija y el exterior) como lo haría con cualquier otra superficie que se toque con frecuencia y lávese las manos después de usar su casillero o de estar en un vestuario.Consulte el Capítulo 6: ¡Trabaja! Para obtener más información.

En la cafetería o en el patio de comidas, elija comidas empaquetadas o comidas que se estén sirviendo por personas usando EPP. Evite los buffets y las barras de ensaladas y no comparta bebidas ni utensilios de comida con nadie. Lo mejor es traer comida de casa. **Lávese o desinfecte sus manos durante 20 segundos antes y después de comer** (es posible que desee llevar un poco de crema de manos con usted; ¡sus manos se secarán con todo ese lavado!). Manténgase alejado de personas sin mascarillas, especialmente si gritan o hablan en voz alta. Coma afuera o en su salón de clases donde puedas estar lejos de los demás. Si come en una cafetería o área común, mantenga el distanciamiento social.

Si su escuela implementa un horario escalonado para las horas de llegada, salida o almuerzo, asegúrese de **cumplir con los horarios que se han establecido**, ¡no vaya a ningún lado temprano o tarde!

Estudiantes universitarios

Como siempre, el EPP adecuado (especialmente el uso de una mascarilla), el lavado o desinfección de manos, y el distanciamiento social son las mejores cosas que puede hacer para mantenerse seguro. Mira el Capítulo 2: ¡Ay! para obtener más información. **Los baños, las** áreas **de comedor, y las entradas y salidas de los edificios son las** áreas **de mayor riesgo para la transmisión del COVID-19.** Preste especial atención al distanciamiento social, la desinfección y el EPP en esas áreas.

Siga las pautas establecidas por su universidad y manténgase al día con las comunicaciones de los administradores.

Alojamiento

Ya sea que viva en el campus o fuera del campus, hay algunas formas de asegurarse de estar lo más seguro posible. Cuando viva en residencias estudiantiles, preste atención a las pautas establecidas por los departamentos de vivienda de su escuela. Evite los espacios públicos, como cocinas y áreas comunes, y practique el distanciamiento social en todo momento . Si hay personas en un ascensor, espere a que llegue otro, o suba por las escaleras y no toque los pasamanos . ¡El ejercicio es bueno para usted!

Abra las ventanas de su habitación, si es posible, y desinfecte con frecuencia las superficies que se tocan con frecuencia (especialmente los picaportes de las puertas). Considere colgar una cortina de ducha u otra barrera si usted y su compañero de cuarto no pueden mantenerse a una distancia de 6 pies (2 metros) (por ejemplo, si sus camas o escritorios están uno al lado del otro). Si debe ir a un baño comunitario para lavarse las manos, **mantenga desinfectante de manos en su habitación** . Use una mascarilla cada vez que salga de su habitación.

Cuando use **baños comunitarios**, use una mascarilla siempre que sea posible. Si debe quitarse la mascarilla para lavarse la cara o cepillarse los dientes, trate de no pararse directamente al lado de alguien. Si puede, use el baño en momentos en que no haya mucha gente. Consulte el Capítulo 6: ¡Trabajo! para obtener más información sobre cómo utilizar de forma segura los baños públicos.

Comida

En la cafetería o en el patio de comidas, elija comidas empaquetadas o comidas que se estén sirviendo por personas usando EPP. Evite los buffets y las barras de ensaladas y no comparta bebidas ni utensilios de comida con nadie.[96] Si hay disponible, use platos, vasos, cubiertos desechables. Si puede, seleccione las opciones de prepago o sin contacto. **Lávese o desinfecte sus manos durante 20 segundos antes y después de comer** (es posible que desee llevar un poco de crema para manos, ya que sus manos se secarán con todo ese lavado). Coma al aire libre o en su habitación donde puede estar lejos de los demás. Si come en una cafetería o en una área común, mantenga el distanciamiento social.

Prepárese antes de enfermarse

Si contrae el COVID-19 mientras está en la escuela, es posible que deba aislarse durante 10 días sin apoyo familiar. Haga un plan con su familia en casa y sus amigos en la escuela antes de enfermarse. Asegúrese de tener copias de su tarjeta de seguro. Repase el Capítulo 4: ¡Oh, no! y abastescase de medicamentos y suministros que necesitará. Mire el Capítulo 3: ¡Pruebas de detección! para decidir cuándo y cómo hacerse la prueba.

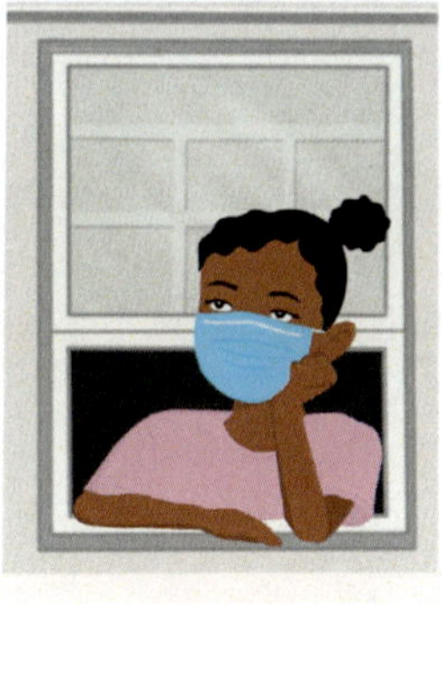

Si es posible, salga de la residencia o complejo de apartamentos hasta que se sienta mejor. De lo contrario, permanezca en su habitación tanto como sea posible. Use una mascarilla y advierta a los demás si necesita irse. Dado que vive en un ambiente de alto riesgo abarrotado, es importante hacerse la prueba del

[96] Johnson, *Black light experiment shows how quickly a virus like Covid-19 can spread at a restaurant*, May 14, 2020

COVID-19. Si el resultado de la prueba es positivo, las personas potencialmente expuestas a usted (contactos directos, no contactos secundarios) deberán ser notificadas y **deberá aislarse durante al menos 10 días.** ¡Pídale a un amigo que le deje comida en su puerta! Para obtener más información sobre cómo cuidarse cuando está enfermo, consulte el Capítulo 4: ¡Oh, no! Si la prueba es negativa pero tiene síntomas, especialmente fiebre o tos, use el sentido común y asuma que tiene COVID-19. Las pruebas no son infalibles: ¡todos debemos cuidarnos a nosotros mismos y a los demás!

La cuestión de cómo volver a la escuela nos afecta a todos. Las autoridades de todo el mundo están tratando de encontrar el mejor plan. Los planes de reingreso a la escuela probablemente cambiarán a medida que cambien los patrones del COVID-19. Por ahora , todos podemos hacer todo lo posible para mantenernos a salvo; evitar la propagación del COVID-19; y asegurarnos de que los estudiantes puedan aprender en un entorno seguro. Esto se traduce a proteger a los maestros, al personal escolar, las familias y los estudiantes.

Esperamos que con estas directrices en mente, usted sea capaz de mantenerse saludable en el trabajo y en la escuela, pero sabemos que incluso la mejor preparación no puede garantizar resultados ideales. En el siguiente capítulo, vamos a ofrecer algunas herramientas útiles para ayudarlo a usted (o a alguien que usted conoce) a controlar su salud y llevar un registro de los síntomas del COVID, en el probable caso de que se enferme.

Capítulo 8

RASTREADOR DE SÍNTOMAS OGT

Utilice nuestro rastreador de síntomas para hacer coincidir sus síntomas con los del COVID-19 y controle usted mismo los cambios. Controle sus síntomas todos los días durante 10 días. Las investigaciones muestran que los síntomas pueden empeorar alrededor del día octavo. Los síntomas pueden aparecer de 2 a 14 días después de la exposición. Si necesita atención médica, lleve consigo este rastreador de síntomas.

Síntomas de COVID-19

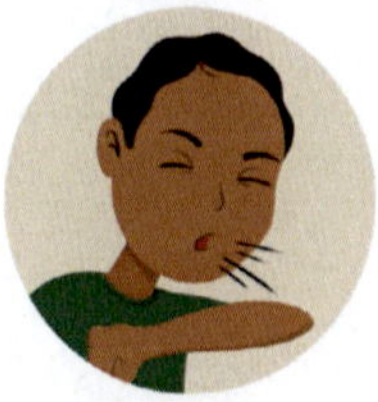

Tos

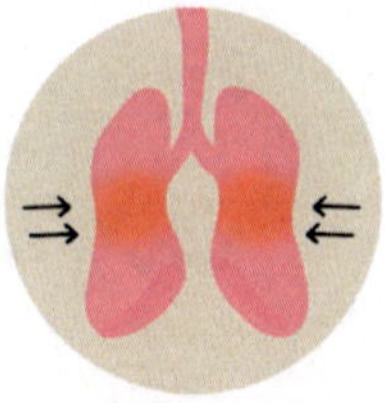

Dificultad para respirar

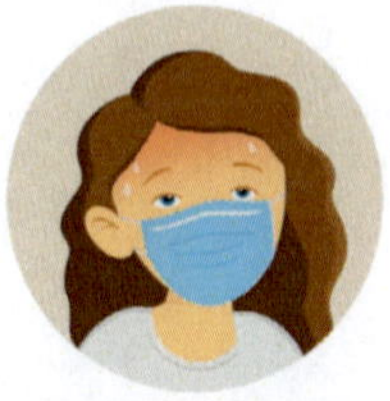

Fiebre de 100.4 grados Fahrenheit (38 grados centígrados) o más

Si desarrolla síntomas que señalen signos graves del COVID-19, busque atención médica de inmediato. Las señales de signos graves incluyen *:

- Dificultad para respirar
- Dolor o presión persistente en el pecho
- Nueva confusión o incapacidad para despertar
- Labios o cara azulados

*Esta lista no es del todo inclusiva. Consulte a su proveedor médico sobre cualquier otro síntoma que sea grave o preocupante.[97]

[97] CDC, *Symptoms*, May 13, 2020.

Tablas y herramientas

Nombre completo		Estado de salud actual	
Edad			
Altura		Medicamentos que toma actualmente	
Peso			
Fecha y hora del primer sintoma		Alergias	

Categorias de alto riesgo(Marque todas las que apliquen y proporcione información adicional si lo considera necesario)			
Hipertensión		Tumores malignos	
Diabetes		Tuvo su bebé hace menos de 6 semanas	
Obesidad		Embarazada (indique el trimestre)	
Asma		Enfermedad del higado	
Condiciones del corazón		Enfermedad cronica neurológica o neuromuscular	
Condiciones del pulmón		Inmunodeficiencia incluyendo el Sida	
Otro(s), Por favor especifique			

Registre sus sintomas en una escala del 1 al 5: siendo 1 normal y 5 grave. (imprima dos copias y registre sus sintomas por 10 dias										
Sintoma	Dia 1 AM	Dia 1 PM	Dia 2 AM	Dia 2 PM	Dia 3 AM	Dia 3 PM	Dia 4 AM	Dia 4 PM	Dia 5 AM	Dia 5 PM
Fiebre subjetiva (S/N)										
Tos										
Dificultad en respirar/ Dispnea										
Fatiga/ Malestar/ Dolor muscular										
Dolor de garganta										
Congestion nasal										
Diarrea/Nausea/vomito										
Otros sintomas										

Registre los siguientes signos vitales lo mejor que pueda. (Imprima dos copias y registre sus sintomas por 10 dias)										
Signos vitales	Dia 1 AM	Dia 1 PM	Dia 2 AM	Dia 2 PM	Dia 3 AM	Dia 3 PM	Dia 4 AM	Dia 4 PM	Dia 5 AM	Dia 5 PM
Fiebre > 100.4 ºf(38 ºc)										
Adulto % Sat o2										
Niños % Sat o2										
Frecuencia respiratoria adulto (respiraciones por minuto)										
Frecuencia respiratoria niños (respiraciones por minuto)										
Presión arterial										

Tabla de seguimiento de medicamentos: Use esta tabla para registar fecha, hora y dosis de sus medicamentos			
Fecha	Hora	Medicamento	Dosis

Notas importantes

Frecuencia respiratoria normal de los niños (respiraciones por minuto):

- Menos de 2 meses: hasta 60 respiraciones por minuto
- 2 a 11 meses: hasta 50 respiraciones por minuto
- 1 a 5 años: hasta 40 respiraciones por minuto
    - **Consejo:** Pídale a otra persona que mida sus respiraciones por minuto mientras mira televisión o descansa.

Frecuencia respiratoria normal en adultos (respiraciones por minuto):

- Frecuencia respiratoria normal para adultos: hasta 30 respiraciones por minuto (si siente falta de aire, comuníquese con su proveedor de atención médica de inmediato).

Saturación de O2:

- Niño: la saturación de O2 debe ser superior al 95%
- Adulto: la saturación de O2 debe ser superior al 95%
    - Utilice un monitor de oxígeno de la yema del dedo. Tome la medida 2 o 3 veces para obtener una lectura precisa.

Si experimenta dificultad para respirar, comuníquese con su proveedor de atención médica de inmediato.

SI ESTÁ ENFERMO. Quédese en casa excepto para recibir atención médica y sepárese de otras personas en su hogar. Esto se conoce como cuarentena domiciliaria. Lávese las manos con frecuencia.

Puede dejar de aislarse en el hogar si cumple las tres condiciones siguientes:

- No ha tenido fiebre durante al menos 24 horas (un día completo) sin usar medicamentos para reducir la fiebre Y
- Otros síntomas han mejorado (por ejemplo, cuando ha mejorado la tos o la falta de aire).
  Y
- Han transcurrido al menos 10 días desde que aparecieron los primeros síntomas.

Siga siempre las recomendaciones de su proveedor de atención médica.

NOTA LEGAL

La información contenida en el MANUAL DEL CORONAVIRUS DE ONE GOOD TURN se ha obtenido de materiales publicados por: OMS, CDC, Hesperian Health, Lancet Medical Journal, New England Journal of Medicine, UpToDate, Merck Manual Consumer Version y PubMed. Se proporciona únicamente *con fines informativos y no sustituye el consejo médico de su proveedor de atención médica. La información puede cambiar, consulte siempre con su proveedor de atención médica y/o CDC.gov.*[98]

[98] CDC, *Use of Agency Materials*, n.d.

REFLEXIONES FINALES

El COVID-19 está sacudiendo los cimientos de la sociedad humana. Nuestras familias, comunidades, gobierno, economía e incluso nuestro medio ambiente se han visto profundamente afectados de formas que recién ahora comenzamos a comprender.

Curiosamente, durante esta pandemia mundial tan pública, la comprensión de que todos estamos en riesgo de contraer COVID-19 crea preguntas privadas e individuales: ¿Qué significa el COVID-19 para mí personalmente? ¿Cómo puedo cuidarme? ¿Mi familia está en riesgo? Este es el momento de evaluar nuestras vidas e identificar prioridades. La búsqueda de orientación mientras navegamos por la vida con el COVID-19 es tanto personal como universal.

Esperamos que las herramientas de este manual le permitan manejar adecuadamente el riesgo de enfermedad durante esta pandemia. **Aunque esta crisis es global, la solución está en manos del individuo.** Todos podemos prevenir de forma segura la propagación de esta enfermedad. Podemos educarnos, crear soluciones personales y tomar medidas prácticas e informadas hacia una mejor salud.

El COVID-19 es una enfermedad nueva en todo el mundo, pero no ha vencido al ingenio de la humanidad. Hemos superado desafíos a lo largo de nuestro desarrollo como civilización. Continuaremos, juntos, creciendo y convirtiéndonos en miembros más saludables y conectados a nuestra comunidad global compartida.

Muchas gracias por leer nuestro manual. Úselo, compártelo, imprímalo. **Ahora usted es parte del equipo *One Good Turn* y compartir conocimientos es nuestra misión.**

A tu salud,
El equipo de *One Good Turn*

PD. ¿Preguntas? ¿Comentarios? ¡Ponerse en contacto! **Contáctenos en info@onegoodturn.org**

www.onegoodturn.org

AGRADECIMIENTOS

Gracias por las increíbles personas en *Love, Tito's*. Su apoyo hizo posible la realización de este manual. Nos sentimos honrados de trabajar con esta fundación que tiene un significativo y positivo impacto tanto local como globalmente. Gracias por todo lo que han hecho para hacer al mundo un lugar más saludable y feliz.

Y gracias a todos los que contribuyeron a este extraordinario proyecto. Nos gustaría poder reconocerlos a todos individualmente, pero tendríamos que agregar otras 100 páginas a este libro para hacerlo. En su lugar, sepan que nos sentimos honrados y muy agradecidos por su apoyo.

A tu salud,

El equipo de *One Good Turn*

ACERCA DE LOS AUTORES

Dra. Ann Messer, Fundadora y Directora ejecutiva de One Good Turn

La Dra. Ann Messer es Médica Familiar Certificada con 30 años de experiencia en Medicina Familiar y Urgencias. Con más de diez años de experiencia en Medicina Global, la Dra. Ann fundó *One Good Turn* con la idea de proporcionar a los trabajadores de la salud alrededor del mundo, herramientas y educación para construir comunidades saludables autosuficientes.

Graduada de *Rush Medical School* en Chicago, la Dra. Messer hizo su residencia en Harvard abarcando tres áreas, medicina interna, psiquiatría y medicina familiar. El Departamento de Estado de Estados Unidos nombró a la Dra. Messer Especialista Fulbright por su trabajo en el desarrollo del curriculum de competencia clínica en Cambodia. Recientemente la Asociación de Naciones Unidas ubicada en Austin le otorgó el Premio *Inspire Humanitarian.* La Dra. Messer vive en Austin con su esposo Tim; sus hijos ya adultos viven cerca y juntos disfrutan deportes al aire libre, buena comida y la mascota de la familia, su perro Ziggy.

Acerca de One Good Turn

La Dra. Ann Messer fundó *One Good Turn* en 2016 después de haber trabajado por diez años en salud global. Durante ese tiempo se dió cuenta que a pesar de la falta de acceso a educación médica básica, y a información actual sobre el cuidado de salud, los trabajadores de la salud en comunidades remotas estaban ansiosos por aprender y participar en oportunidades educacionales. Siendo una persona humanitaria y una científica, Ann fundó *One Good Turn* para educar, al igual que para atender,a nuestros vecinos globales en las comunidades desatendidas. Actualmente, nuestros socios 501(c)(3) con trabajadores locales proporcionan educación y atención médica práctica. A través de la educación, construimos caminos sustentables para lograr una mejor salud en las comunidades alrededor del mundo. Si desea obtener mas informaciones vaya a www.onegoodturn.org

REFERENCIAS

Capítulo 1: ¿Qué es COVID-19?

1. Bar-On et al., *Science Forum: Sars-CoV-2 (COVID-19) by the numbers*, Mar 31, 2020
2. CDC, *Older Adults*, June 25, 2020
3. Abbas, *The Mutual Effects of COVID-19 and Obesity*, May 6, 2020
4. Zhu et al., *Association of asthma and its genetic predisposition with the risk of severe COVID-19*, n.d.
5. The Lancet, *Viral dynamics in mild and severe cases of COVID-19*, Mar 19, 2020
6. Heneghan et al., *SARS-CoV-2 viral load and the severity of COVID-19*, Mar 26, 2020
7. Yu et al., *Quantitative Detection and Viral Load Analysis of SARS-CoV-2 in Infected Patients*, July 28, 2020
8. Holdeman, *COVID-19: Transmission Scenarios Explained*, May 11, 2020
9. WHO, Transmission of SARS-CoV-2: implications for infection prevention precautions, July 9, 2020
10. CDC, *Duration of Isolation and Precautions for Adults*, July 22, 2020
11. CDC, *When to Quarantine*, August 3, 2020
12. CDC, *How it Spreads*, June 16, 2020
13. CDC, *How COVID-19 Spreads*, November 10, 2020
14. CDC, *Scientific Brief: SARS-CoV-2 and Potential Airborne Transmission,* November 10, 2020

Capítulo 2: ¡Ay, COVID-19 está en todas partes!

15. MacIntyre & Chughtai, *A rapid systematic review of the efficacy of face masks and respirators against coronaviruses and other respiratory transmissible viruses for the community, healthcare workers and sick patients*, April 30, 2020
16. Bryan Health, *Wearing a mask is not only important, it's lifesaving*, n.d.
17. WHO, *Advice on the use of masks in the context of COVID-19,* June 5, 2020
18. CDC, *Strategies for Optimizing the Supply of Facemasks,* June 28, 2020
19. CDC, *People with Disabilities*, July 24, 2020

20. The Clear Mask, *Clear Mask*, n.d.
21. CDC, *Considerations for Wearing a Mask*, July 16, 2020
22. Hill, *From the Frontlines: The Truth About Masks and COVID-19*, June 18, 2020
23. Vanderbilt University Medical Center, *Coronavirus (COVID-19) Information for Employees and Patients*, July 6, 2020
24. CDC, *How to Wear Masks*, July 6, 2020
25. Streeter, *20-second Disney songs to wash your hands to,* n.d.
26. CDC, *Handwashing: Clean Hands Save Lives,* n.d.
27. Gobierno de México, ¿Cómo lavarse las manos?, n.d.
28. FDA, *FDA Updates on Hand Sanitizers with Methanol*, n.d.
29. Lindberg, *How to Make Your Own Hand Sanitizer*, July 6, 2020
30. U.S. Department of Homeland Security, *S&T's Research, Development, Testing and Evaluation (RDT&E) Efforts re COVID-19*, April 13, 2020
31. Anfinrud et al., *Visualizing Speech-Generated Oral Fluid Droplets with Laser Light Scattering*, May 21, 2020
32. Hamner et al., *High SARS-CoV-2 Attack Rate Following Exposure at a Choir Practice — Skagit County, Washington, March 2020*, May 12, 2020
33. CDC, *Cleaning Your Home*, May 27, 2020
34. EPA, *List N: Disinfectants for Use Against SARS-CoV-2 (COVID-19)*, July 30, 2020
35. Gargiulo, *Fact check: It's true, Clorox Splash-Less bleach does not disinfect surfaces*, June 15, 2020
36. Clorox, *Clorox Splashless Bleach*, n.d.
37. FDA, *Fraudulent Coronavirus Disease 2019 Products*, n.d.
38. CDC, *Cleaning Your Home*, May 27, 2020
39. FDA, *Shopping for Food During the COVID-19 Pandemic - Information for Consumers*, May 1, 2020
40. CDC, *Characteristics of Adult Outpatients and Inpatients with COVID-19*, July 3, 2020
41. CDC, *Telebriefing Update on COVID-19*, June 25, 2020
42. CDC, *How to Quit Smoking*, n.d.
43. CDC, *Pregnancy Data*, August 6, 2020
44. CDC, *Pregnancy and Breastfeeding*, June 25, 2020
45. The Clear Mask, *Clear Mask*, n.d.
46. Hesperian Health Guides, *C OVID-19: Breathing*, n.d.
47. American Lung Association, *Breathing Exercises*, May 27, 2020
48. Emanuel et al., *COVID-19 Risk Index*, June 30, 2020

Capítulo 3: ¡PRUEBAS DE DETECCIÓN! Todo sobre las pruebas, sus resultados y los riesgos de exposición

49. CDC, *State and Territorial Health Department Websites*, n.d.
50. NAACHO, *Directory of Local Health Departments*, n.d.
51. US Department of Health and Human Services, *Community Based Testing Sites for COVID-19*, n.d.
52. CDC, *Test for Current Infection*, July 23, 2020
53. CDC, *Test for Past Infection*, June 30, 2020
54. FDA, *Coronavirus Testing Basics*, July 2020

Capítulo 4: ¡OH NO! ¡Tengo COVID-19!

55. CDC, *Symptoms*, May 13, 2020.
56. Streeter, *20-second Disney songs to wash your hands to*, n.d.
57. McIntosh, *Coronavirus disease 2019 (COVID-19): Clinical features*, July 15, 2020
58. National Institutes of Health, *Vitamin C,* n.d.
59. Hesperian Health Guides, *COVID-19: Breathing*, n.d.
60. American Lung Association, *Breathing Exercises*, May 27, 2020
61. CDC, *Ending Home Isolation*, July 20, 2020

Capítulo 5: ¡AYUDA! Estoy cuidando a alguien con COVID-19

62. National Institutes of Health, *Potent antibodies found in people recovered from COVID-19*, June 30, 2020
63. CDC, *Cleaning Your Home*, May 27, 2020
64. EPA, *List N: Disinfectants for Use Against SARS-CoV-2 (COVID-19)*, July 30, 2020
65. National Institutes of Health, *Vitamin C*, n.d.
66. CDC, *Frequently Asked Questions*, August 4, 2020
67. Han et al., *Viral RNA Load in Mildly Symptomatic and Asymptomatic Children with COVID-19, Seoul,* October 2020
68. CDC, *Multisystem Inflammatory Disease in Children*, n.d.
69. CDC, *Ending Home Isolation*, July 20, 2020

Capítulo 6: ¡TRABAJAR! ¿Cómo voy a manejar esto?

70. CDC, *Telebriefing Update on COVID-19*, June 25, 2020
71. Dockery et al., *The Ocular Manifestations and Transmission of COVID-19: Recommendations for Prevention*, May 8, 2020
72. Kehres, *UNC Chemistry Scholar Shows You How to Make a DIY Emergency Face Shield*, April 8, 2020
73. CDC, *When and How to Wash Your Hands*, n.d.
74. CDC, *Detailed Disinfection Guidance*, July 10, 2020

75. CDC, *How to Make Strong (0.5%) Chlorine Solution from Liquid Bleach*, n.d.
76. EPA, *List N: Disinfectants for Use Against SARS-CoV-2 (COVID-19)*, July 30, 2020
77. CDC, *Worker Safety and Support,* July 28, 2020
78. OSHA, *Guidance on Preparing Workplaces for COVID-19,* n.d.
79. CDC, *What to Do if You're Sick*, May 8, 2020
80. CDC, *Ending Home Isolation*, July 20, 2020
81. U.S. Department of Labor, *Families First Coronavirus Response Act: Employee Paid Leave Rights*, n.d.
82. CDC, *Businesses & Workplaces*, August 4, 2020
83. CDC, *Handwashing in Community Settings*, n.d.
84. EPA, *List N: Disinfectants for Use Against SARS-CoV-2 (COVID-19)*, July 30, 2020
85. FDA, *Food Code*, 2017
86. CDC, *Worker Safety and Support*, July 28, 2020

Capítulo 7: ¡ESCUELA! ¿Cómo aprendo de forma segura?

87. CDC, *People with Disabilities,* April 7, 2020
88. Johns Hopkins University, *eSchool+ Initiative Analysis of School Reopening Plans,* n.d.
89. CDC, *Operating Schools*, May 19, 2020
90. Raman, *How to Safely Get Vitamin D From Sunlight,* April 28, 2018
91. CDC, *Detailed Disinfection Guidance*, July 10, 2020
92. CDC, *Cleaning and Disinfection for Community Facilities,* May 27, 2020
93. Jang et al., *Cluster of Coronavirus Disease Associated with Fitness Dance Classes, South Korea*, August 2020
94. Vanderbilt University Medical Center, *Coronavirus (COVID-19) Information for Employees and Patients*, July 6, 2020
95. Hamner et al., *High SARS-CoV-2 Attack Rate Following Exposure at a Choir Practice — Skagit County, Washington, March 2020*, May 12, 2020
96. Johns Hopkins University, *Johns Hopkins University eSchool+ Initiative Analysis of School Reopening Plans*, n.d.
97. Johnson, *Black light experiment shows how quickly a virus like Covid-19 can spread at a restaurant,* May 14, 2020

Capítulo 8: Rastreador de síntomas de OGT

98. CDC, *Symptoms*, May 13, 2020

CDC, *Slow the Spread of COVID-19*, n.d.

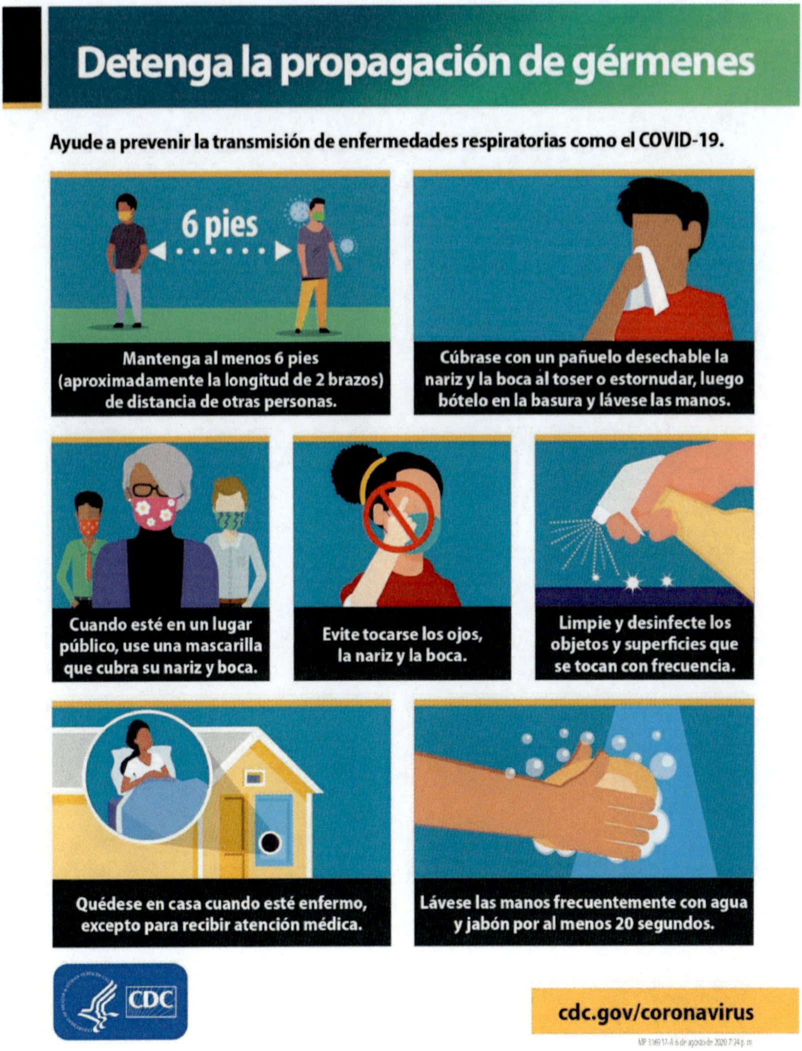

CDC, *10 things you can do to manage your COVID-19 symptoms at home,* n.d.

10 cosas que puede hacer para manejar sus síntomas de COVID-19 en casa

Versión accesible: https://espanol.cdc.gov/coronavirus/2019-ncov/if-you-are-sick/steps-when-sick.html

Si tiene COVID-19 presunto o confirmado:

1. **Quédese en casa** y no vaya a trabajar ni a la escuela. Evite visitar otros lugares públicos. Si debe salir, evite usar transporte público, vehículos compartidos o taxis.

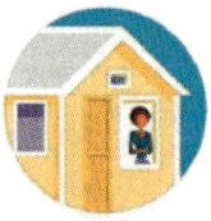

2. **Monitoree sus síntomas** con mucha atención. Si sus síntomas empeoran, llame de inmediato a su proveedor de atención médica.

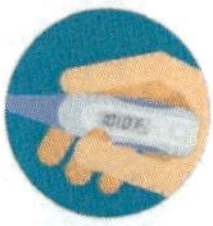

3. **Descanse y manténgase hidratado.**

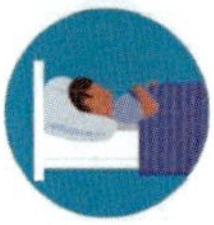

4. Si tiene una cita médica, **llame al proveedor de atención médica** antes de ir, e infórmele que tiene o podría tener COVID-19.

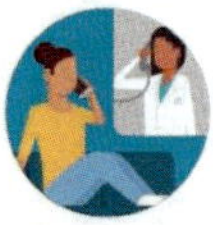

5. Si tiene una emergencia médica, llame al 911 y **avísele a la operadora** que tiene o podría tener COVID-19.

6. **Al toser y estornudar, cúbrase la nariz y la boca** con un pañuelo desechable o hágalo en la parte interna del codo.

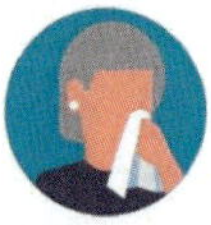

7. **Lávese las manos frecuentemente** con agua y jabón por al menos 20 segundos o límpieselas con un desinfectante de manos que contenga al menos 60 % de alcohol.

8. En la medida de lo posible, **quédese** en una habitación específica y **alejado de las demás personas** que viven en su casa. Además, de ser posible, debería utilizar un baño separado. Si debe estar en contacto con otras personas dentro o fuera de su casa, use una mascarilla.

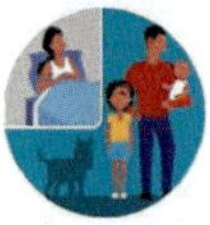

9. **Evite compartir artículos personales** con las demás personas en su casa, como platos, vasos, cubiertos, toallas y ropa de cama.

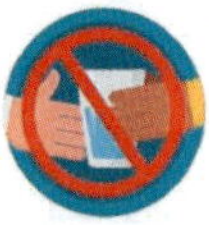

10. **Limpie todas las superficies** que se tocan frecuentemente, como los mesones, las mesas y las manijas de las puertas. Utilice limpiadores de uso doméstico, ya sea en rociador o toallitas, según las instrucciones de la etiqueta.

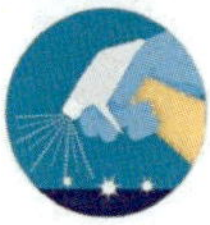

CDC

cdc.gov/coronavirus

MP 315822-A 07/01/2020

Texas Medical Association, *Risk Assessment Chart*, July 22, 2020

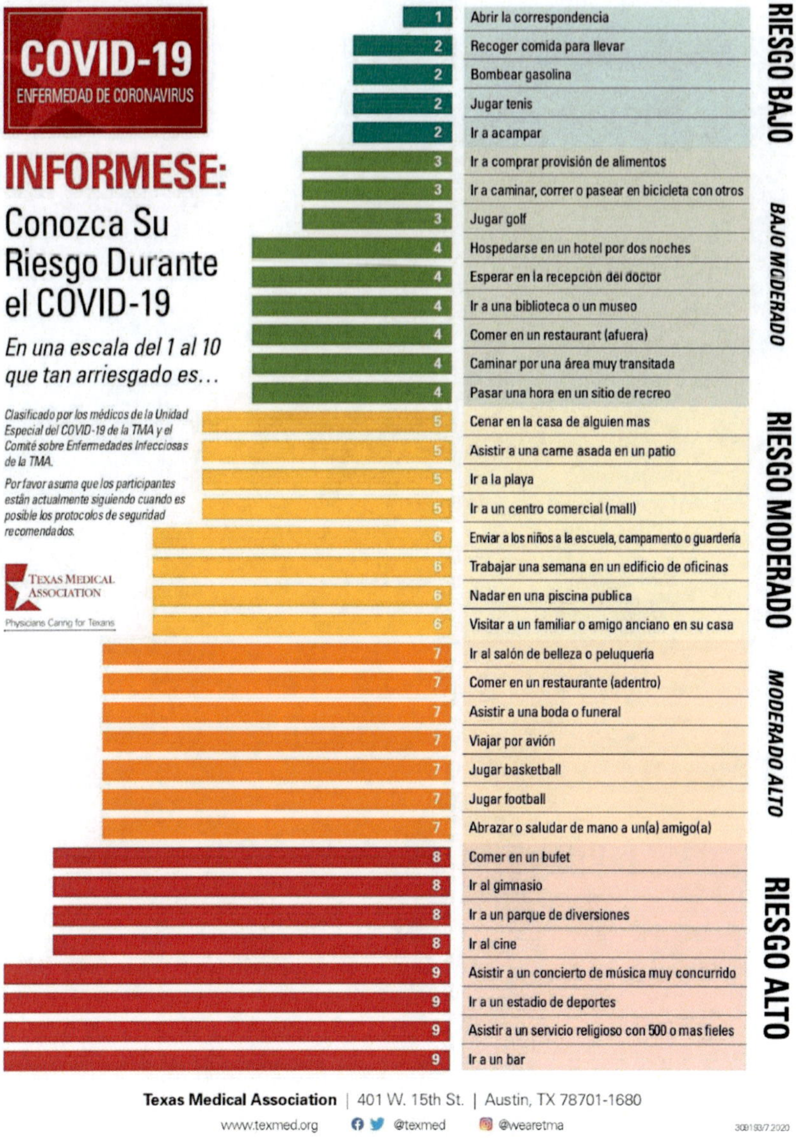

Texas Medical Association, *COVID-19 Testing Decision Tree*, July 23, 2020

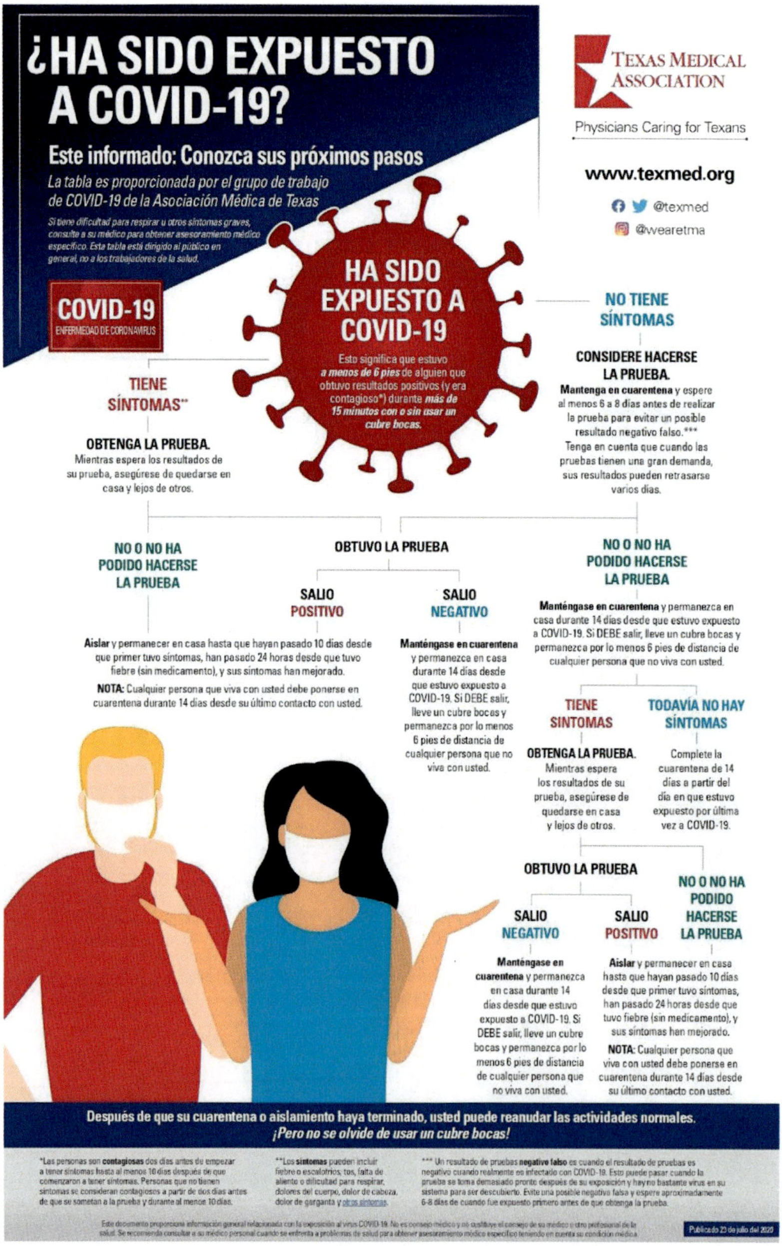

¿Le gustó el Manual? ¡Ayúdenos a correr la voz!

Publiqué una reseña en Amazon.

Haga una donación a One Good Turn.

Comente con sus amigos como puede obtener una copia gratis del Manual en PDF.

Inscríbase para recibir nuestro boletín sobre el Coronavirus.

Contáctenos para pedir libros impresos en info@onegoodturn.org.

One Good Turn es una institución sin fines de lucro que funciona gracias a sus voluntarios. Necesitamos su ayuda para poder continuar compartiendo esta información práctica y precisa.
¡Únase a nuestro equipo!

ONE GOOD TURN

WWW.ONEGOODTURN.ORG

WWWW.FACEBOOK.COM/1GOODTURN

WWW.INSTAGRAM.COM/ONE.GOOD.TURN

INFO@ONEGOODTURN.ORG

¡CUÍDESE!

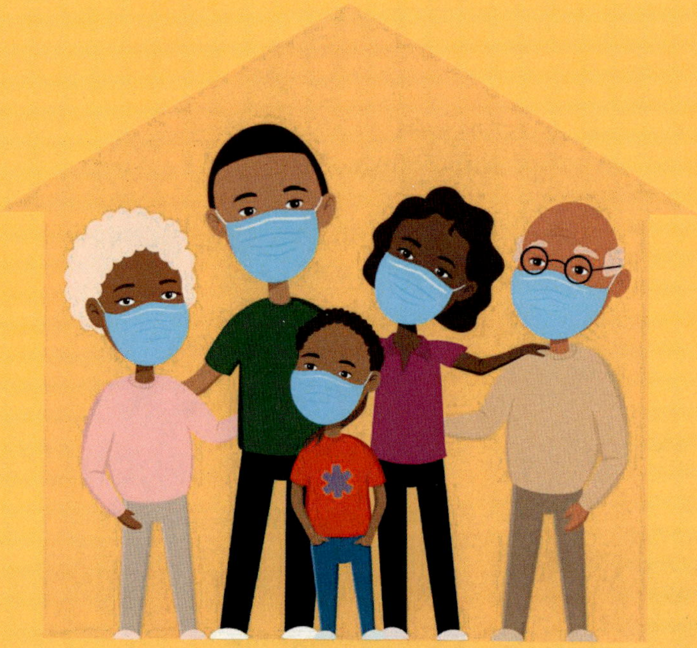

ONE GOOD TURN

WWW.ONEGOODTURN.ORG

Made in United States
Orlando, FL
05 November 2026

90200573R10117